"十四五"卫生高等职业教育专科校院合作"双元"规划教材

供护理、助产及相关专业用

急危重症护理学

第 2 版

主　编

高占玲　邓　辉　蒋争艳

副主编

刘新爱　徐丽娜　苏芳静

编　者（按姓名汉语拼音排序）

邓　辉（重庆三峡医药高等专科学校）　　苏芳静（南阳医学高等专科学校）
高占玲（山东中医药高等专科学校）　　　王春美（山东中医药高等专科学校）
蒋争艳（广西卫生职业技术学院）　　　　王冬晓（洛阳职业技术学院）
刘春梅（重庆三峡医药高等专科学校）　　王伟平（唐山职业技术学院）
刘　攀（宜春职业技术学院）　　　　　　徐丽娜（菏泽医学专科学校）
刘新爱（岳阳职业技术学院）　　　　　　杨先芬（青海大学附属医院）
马雅琳（菏泽医学专科学校）

北京大学医学出版社

JIWEIZHONGZHENG HULIXUE

图书在版编目(CIP)数据

急危重症护理学 / 高占玲,邓辉,蒋争艳主编.
2版. -- 北京 : 北京大学医学出版社, 2025. 1.
ISBN 978-7-5659-3315-8

Ⅰ. R472.2

中国国家版本馆 CIP 数据核字第 2025HF0950 号

急危重症护理学(第 2 版)

主　　编：高占玲　邓　辉　蒋争艳
出版发行：北京大学医学出版社
地　　址：(100191)北京市海淀区学院路 38 号　北京大学医学部院内
电　　话：发行部 010-82802230；图书邮购 010-82802495
网　　址：http://www.pumpress.com.cn
E-mail：booksale@bjmu.edu.cn
印　　刷：北京瑞达方舟印务有限公司
经　　销：新华书店
责任编辑：崔玲和　　责任校对：靳新强　　责任印制：李　啸
开　　本：850 mm×1168 mm　1/16　印张：9.25　字数：260 千字
版　　次：2019 年 6 月第 1 版　2025 年 1 月第 2 版　2025 年 1 月第 1 次印刷
书　　号：ISBN 978-7-5659-3315-8
定　　价：25.00 元

版权所有,违者必究

(凡属质量问题请与本社发行部联系退换)

第 2 轮修订说明

党和国家高度重视职业教育发展,《国家职业教育改革实施方案》《职业院校教材管理办法》《高等学校课程思政建设指导纲要》《习近平新时代中国特色社会主义思想进课程教材指南》《关于推动现代职业教育高质量发展的意见》《全国护理事业发展规划(2021—2025年)》等重要文件陆续发布,对卫生健康职业教育、高职专科护理人才培养及教材建设提出了更高的要求。

本套高职专科护理专业教材第1轮于2018年启动,北京大学医学出版社组织全国具有代表性的骨干院校共同建设。在教育部、国家卫生健康委员会相关机构和职业教育教学指导委员会的指导下,共编写出版教材28种,其中入选教育部"十三五"职业教育国家规划教材11种(教职成厅函〔2020〕20号文)、"十四五"职业教育国家规划教材15种(教职成厅函〔2023〕19号文)。

高质量的教材是实施教育改革、提升人才培养质量的重要支撑。为全面贯彻党的教育方针,深入贯彻党的二十大精神,落实立德树人的根本任务,更好地支持新时代卫生健康职业教育事业发展、服务于我国高职专科护理专业人才培养,北京大学医学出版社启动了高职专科护理专业教材第2轮修订编写工作。本轮教材共包含27种。全套教材均为北京大学医学出版社"十四五"规划教材。

第2轮教材修订编写工作"以学生为中心",对标教育部高职专科护理专业教学标准、护士执业资格考试大纲,以技术技能教育为根本,满足3个需要(学科需要、教学需要、行业需要),注重基本理论、基本知识和基本技能,内容以"必需、够用"为度,遵循学生认知规律,注重教学适用性,优化编写体例,深化产教融合,优化数字融合,强化思政融合,围绕"岗课赛证"综合育人机制建设,力争打造一套既满足多数院校教学实际,又适度引领教学,培根铸魂、启智增慧,适应新时代要求的精品高职专科护理专业教材。

本轮教材的修订编写得到了多方面的大力支持,参编院校教学管理部门提出了宝贵建议,职教专家精心指导、把关,临床护理学专家认真编写、审稿。他们为锤炼精品教材、服务教学改革、提高人才培养质量做出了贡献,在此一并表示感谢!

最后,希望广大师生多提宝贵意见,反馈使用信息,以使教材内容日臻完善。让我们共同为新时代高职专科护理教育发展和人才培养做出贡献!

前 言

随着人民群众对医疗护理服务的需求日渐增长，中共中央 国务院印发《"健康中国2030"规划纲要》，国务院办公厅印发《深化医药卫生体制改革2024年重点工作任务》，急危重症患者的救护水平受到社会各界与医疗机构的高度重视。在临床实践中，对急危重症能否及时、准确地判断和救护，直接关系到抢救的成败与患者的生命安危，急危重症患者的抢救和监护能力已成为临床护理人员的核心职业能力。在此背景下，急危重症护理学成为护理专业人才培养的必修课程。

本次教材修订以《关于做好党的二十大精神进教材工作的通知》《习近平新时代中国特色社会主义思想进课程教材指南》等文件为纲领，配合急危重症护理学课程改革，坚持守正创新，汲取急危重症护理领域的新知识、新进展和新技术，保证教材的科学性、实用性和先进性。本教材采用促进对职业认同、职业素养培养的编写模式，体现以人为本的护理理念。本教材修订以第1版为基础，每章（节）以"案例导入"教学，引导学生将理论与实践结合，培养临床护理思维；插入"知识链接"，拓展学生的知识面，丰富教学内容；增加"考点提示"，依据护士执业资格考试大纲，提取高频考点，注重与护士执业资格考试接轨；插入"思政园地"，挖掘本专业的思政教育元素，激发学生的职业使命感和社会责任感；章后设置自测题，便于学生反思所学内容。

本教材的编写得到了各位编者及所在单位的热忱指导和帮助，参阅了大量同仁的研究资料或教材，在此一并表示真诚的感谢。由于编者水平和能力有限，本教材难免有疏漏和不妥之处，敬请使用本书的院校老师和同学们指正。

主 编

目 录

第一章 绪论 ··· 1
  第一节 急危重症护理学发展史 ·· 1
    一、急危重症护理学的起源与发展 ·· 1
    二、我国急危重症护理学的建立与发展 ······································ 2
  第二节 急危重症护理工作范畴 ·· 3
    一、院前急救 ·· 3
    二、急诊科救护 ··· 3
    三、重症监护 ·· 3
    四、灾难救援 ·· 3
    五、急危重症护理人才培训和科研工作 ······································ 4
  第三节 急救医疗服务体系 ·· 4
    一、急救医疗服务体系的组成 ··· 4
    二、急救医疗服务体系的管理 ··· 5

第二章 院前急救与护理 ··· 8
  第一节 院前急救概述 ··· 8
    一、院前急救的重要性 ·· 8
    二、院前急救的特点 ··· 8
    三、院前急救的任务 ··· 9
    四、院前急救的原则 ·· 10
    五、我国院前急救服务系统设置与管理 ···································· 11
  第二节 院前急救护理 ·· 13
    一、现场评估与呼救 ··· 14
    二、现场救护 ·· 16
    三、转运与途中监护 ··· 17

第三章 医院急诊科 ··· 21
  第一节 急诊科的任务与设置 ··· 21
    一、急诊科的任务 ·· 21
    二、急诊科的设置 ·· 22
  第二节 急诊科的护理工作 ·· 23
    一、急诊科护理工作特点 ··· 23
    二、急诊科护理工作流程 ··· 24
    三、急救绿色通道 ·· 26

第三节　急诊科护理管理 ··· 27
一、急诊科护理人员配备 ··· 27
二、急诊科主要制度 ··· 27
三、急诊科护理人员的素质要求 ··· 28

第四章　重症监护 ··· 31

第一节　ICU 的设置与管理 ··· 31
一、ICU 的设置 ··· 31
二、ICU 模式 ··· 32
三、ICU 的收治对象与收治程序 ··· 33
四、ICU 的管理 ··· 33

第二节　重症监护技术 ··· 35
一、血流动力学监测 ··· 35
二、心电监护 ··· 39
三、呼吸系统监测 ··· 40
四、肾功能监测 ··· 42
五、脑功能监测 ··· 43
六、动脉血气和酸碱度监测 ··· 45

第五章　心肺脑复苏 ··· 48

第一节　概述 ··· 48
一、心搏骤停的原因 ··· 48
二、心搏骤停的类型 ··· 49
三、心搏骤停的临床表现 ··· 50
四、心搏骤停的诊断 ··· 50

第二节　心肺脑复苏 ··· 50
一、基础生命支持 ··· 51
二、加强生命支持 ··· 54
三、延续生命支持 ··· 55

第六章　常用救护技术 ··· 59

第一节　创伤急救技术 ··· 59
一、止血 ··· 59
二、包扎 ··· 63
三、固定 ··· 69
四、搬运 ··· 71

第二节　心脏电复律 ··· 73
一、适应证与禁忌证 ··· 73
二、操作程序 ··· 74
三、注意事项 ··· 75

第三节　人工气道的建立 ··· 75
一、气管插管术 ··· 75

二、气管切开术 ………………………………………………………… 77
　　三、环甲膜穿刺术 ……………………………………………………… 78
　　四、呼吸机的使用 ……………………………………………………… 79

第七章　急性中毒患者的救护 … 85

第一节　概述 … 85
　　一、病因与中毒机制 …………………………………………………… 85
　　二、病情评估 …………………………………………………………… 86
　　三、救治与护理 ………………………………………………………… 87

第二节　有机磷杀虫药中毒 … 90
　　一、病因及中毒机制 …………………………………………………… 91
　　二、病情评估 …………………………………………………………… 91
　　三、救治与护理 ………………………………………………………… 93

第三节　镇静催眠药中毒 … 95
　　一、病因及中毒机制 …………………………………………………… 95
　　二、病情评估 …………………………………………………………… 96
　　三、救治与护理 ………………………………………………………… 97

第四节　急性一氧化碳中毒 … 98
　　一、病因与中毒机制 …………………………………………………… 98
　　二、病情评估 …………………………………………………………… 98
　　三、救治与护理 ………………………………………………………… 100

第五节　急性酒精中毒 … 101
　　一、病因与中毒机制 …………………………………………………… 101
　　二、病情评估 …………………………………………………………… 101
　　三、救治与护理 ………………………………………………………… 102

第八章　意外伤害患者的救护 … 106

第一节　中暑 … 106
　　一、病因与发病机制 …………………………………………………… 106
　　二、病情评估 …………………………………………………………… 107
　　三、紧急救护 …………………………………………………………… 108
　　四、护理措施 …………………………………………………………… 109
　　五、健康指导 …………………………………………………………… 109

第二节　淹溺 … 110
　　一、病因与发病机制 …………………………………………………… 110
　　二、病情评估 …………………………………………………………… 111
　　三、紧急救护 …………………………………………………………… 112
　　四、护理措施 …………………………………………………………… 114
　　五、健康指导 …………………………………………………………… 114

第三节　电击伤 … 115
　　一、病因与发病机制 …………………………………………………… 115
　　二、病情评估 …………………………………………………………… 117

三、紧急救护 …………………………………………………………………… 117
　　四、护理措施 …………………………………………………………………… 119
　　五、健康指导 …………………………………………………………………… 119
  第四节　气管异物 ………………………………………………………………… 120
　　一、病因与发病机制 …………………………………………………………… 120
　　二、病情评估 …………………………………………………………………… 120
　　三、紧急救护 …………………………………………………………………… 121
　　四、健康指导 …………………………………………………………………… 123

第九章　灾难事故的现场救护 …………………………………………………… 126

  第一节　认识灾难 ………………………………………………………………… 126
　　一、灾难的定义与分类 ………………………………………………………… 126
　　二、灾难事故现场救护的特点 ………………………………………………… 126
  第二节　常见灾难事故的现场救护 ……………………………………………… 127
　　一、地震 ………………………………………………………………………… 127
　　二、火灾 ………………………………………………………………………… 129
　　三、水灾 ………………………………………………………………………… 130
　　四、矿难 ………………………………………………………………………… 131
　　五、危险化学品事故 …………………………………………………………… 132

主要参考文献 ………………………………………………………………………… 135

中英文专业词汇索引 ………………………………………………………………… 136

第一章 绪 论

第一章数字资源

学习目标

1. 描述急危重症护理学的发展史及急危重症护理工作范畴。
2. 结合具体城市,分析急救医疗服务体系的组成与管理。
3. 通过本章内容的学习,具备甘于奉献、勇于担当、敬畏生命、临危不惧和救死扶伤的职业精神。

案例导入 1-1

患者,男性,50岁,在工作中不慎被重物撞击。患者自诉腹部和左小腿剧痛,左小腿外观畸形、活动受限。患者被"120"救护车送至医院急诊科,行腹部和骨盆CT检查,示胰头及十二指肠损伤,肝周积液。X线检查显示左小腿骨折。诊断:闭合性腹部损伤、左小腿骨折。患者在全身麻醉下接受"胃穿孔修补术,胰腺及大网膜修补术",术后转入重症监护病房进一步治疗。

问题与思考:

请结合该患者的救治过程,简述急救医疗服务体系的组成。

第一节 急危重症护理学发展史

急危重症护理学是以挽救患者生命、提高抢救成功率、促进患者康复、降低伤残率、提高患者生命质量为目的,以现代医学和护理学理论为基础,研究急危重症患者抢救、护理和科学管理的一门综合性应用学科。

急危重症护理学是护理学的组成部分,又是急危重症医学的重要组成部分。随着人民群众生活方式的改变、疾病谱的变化、各种自然灾害和突发公共卫生事件多发,急救工作越来越受到重视。急危重症护理专业发展迅速,在社会医疗保健工作中发挥着越来越重要的作用。

一、急危重症护理学的起源与发展

急危重症护理学始于19世纪南丁格尔时代。1854—1856年,英国、俄罗斯、土耳其在克里米亚交战时期,前线战伤的英国士兵死亡率高达42%,南丁格尔率领38名护士前往前线救护,在短短的6个月内,使伤兵死亡率降到2.2%。这充分说明了急危重症护理技术的有效实施在急危重症患者抢救中的重要作用。在救护过程中,南丁格尔首次提出应在医院手术室旁设立术后患者恢复病房。

20世纪50年代初期,北欧发生了脊髓灰质炎大流行,许多患者因呼吸肌麻痹而出现呼吸衰竭,而将患者集中起来,辅以"铁肺"治疗,效果良好,这是世界上最早的用于监护呼吸衰竭患者的"监护病房"。20世纪60年代,随着电子仪器和设备的发展,心电示波器、电除颤器、呼吸机、血液透析机等现代监护和急救设备广泛应用于临床,急危重症护理工作进入了有抢救设备的新阶段。20世纪60年代后期，现代监护仪器和设备的集中使用，促进了重症监护病房（intensive care unit，ICU）的建立，也使急危重症护理的理论与实践得到快速发展。

> **知识链接**
>
> ### "铁肺"——最早的重症监护病房
>
> 肺没有肌肉，它受胸廓和膈肌运动的控制。当膈肌向上运动时，空气被挤压出去；当膈肌向下运动时，空气被吸进去。要想维持患者的呼吸，就必须维持胸廓有节律地运动。根据这个原理，菲利普·德林克发明了"铁肺"，用于支持患者呼吸。"铁肺"由一端开口的横卧金属桶状箱构成，患者仰卧于箱内，只有颈部以上暴露在空气中。连接颈部和腔室的是可调整的塑胶环。"铁肺"的足底部有一个电动马达，马达利用皮带驱动转轮，通过连动装置连接到"铁肺"背部上面可以移动的隔膜板，使隔膜板固定地上下移动，箱内压力呈周期性变化。当"铁肺"中的压力降低时，新鲜空气进入肺内；当"铁肺"中的压力升高时，肺内的空气被压出去。"铁肺"拯救了许多人的生命，它是第一种代替人体器官功能的机器。

美国是急危重症医学的发源地。1966年美国颁布了《公路安全条例》，提出了院前救护的概念；1968年麻省理工学院倡导建立"急救医疗服务体系"；1973年开始实施《急救医疗系统条例》，发展全面的急救医疗服务系统，各城市完善并形成了急救网络组织，规定"911"为全美统一的急救呼叫号码。1975年5月，国际红十字会在联邦德国召开了急救医疗会议，提出了急救事业国际化、国际互助和标准化的方针，并提出急救车需装备必要的仪器、使用国际统一急救电话号码及定期交流急救经验等。1979年，国际上正式承认急诊医学为医学科学中的第23个专业学科。到20世纪90年代，急救医疗服务体系（emergency medical service system，EMSS）迅速发展，涵盖了院前急救、急诊科救治、危重病救治、灾害医学等多项内容，急诊医学和危重病医学展现出广阔的发展前景。急危重症护理学也成为护理学中的一门重要学科。

二、我国急危重症护理学的建立与发展

我国急危重症护理事业经历了从简单到逐步完善形成新学科的发展过程。20世纪50年代，我国各医院普遍将危重症患者集中在靠近护士站的危重病房或抢救室，便于护士密切观察与护理。20世纪70年代建立了冠心病监护治疗病房（coronary care unit，CCU），将心脏手术后患者先送到CCU进行监护，清醒后再转回普通病房。1980年10月，卫生部颁布了《关于加强城市急救工作的意见》的文件，要求根据条件加强急救工作。1983年卫生部又颁布了《医院急诊室（科）建设方案（试行）》，明确规定了急诊科（室）的工作任务，急诊医疗的发展方向、组织与管理，并要求建立健全急诊医疗护理的规章制度。1986年11月，我国颁布了《中华人民共和国急救医疗法》，我国的急危重症医学、急危重症护理工作从此有法可依，步入正轨。1986年12月，中华医学会批准正式成立了"中华医学会急诊医学分会"，标志着急危重症医学在我国被正式认可为一门独立的医学学科，开创了我国急危重症医学事业发展的新阶段。同年，卫生部与邮电部联合将中国的急救特服电话号码设为"120"，由此推动了急危重症护理工作健康蓬勃地发展。

中华护理学会、各省市护理学会及护理教育中心举办了多次急危重症护理学习班，为开展急危重症护理工作及急危重症护理队伍壮大培养了一大批专业人才。同时，国家教育部将急危重症护理学确立为护理学科的必修课程，高等医学院校本科、专科护理教育都开设了急危重症护理学课程，研究生培养也设置了急危重症护理学的研究方向，为我国的急危重症护理专业培

养了专业性人才。目前，我国急救医疗服务体系基本健全，急救网络逐步形成，一些城市实现了海、陆、空立体救援新模式，全民急救意识普遍提高，社区服务和家庭服务的出现，使急危重症护理学的内容和范畴不断扩展，急危重症护理学在急救医疗服务体系中已显示出举足轻重的地位和作用。

第二节 急危重症护理工作范畴

随着急危重症医学的发展，急危重症护理学的工作范畴不断扩大，内容更加丰富。急危重症护理工作主要包括院前急救、急诊科救护、重症监护、灾难救援、急危重症护理人才培训和科研工作。

一、院前急救

院前急救是指急危重症患者到达医院之前的医疗救护，主要包括现场评估与呼救、检伤分类、现场救护、搬运及转运等环节。及时、有效的院前急救对维护患者的生命，防止再损伤，减轻患者的痛苦，为进一步诊治创造条件，提高抢救成功率，减少病残率均具有极其重要的意义。

院前急救是急救医疗服务体系的第一个环节，也是急危重症救治的关键环节，建立高效、快速的急救体系是缩短救治时间、改善患者预后的重要抓手，需要得到政府和社会各界的重视与支持，需要全民参与，做好急救知识和初步急救技能的普及工作，提高民众的自救和互救能力，使现场的第一目击者能给患者实施必要的初步急救。科学的管理体系、广大民众的积极参与和专业人员的共同努力，急救通信、调度、指挥系统的不断完善，将使院前急救质量得到不断提高。

二、急诊科救护

急诊科作为医院的独立科室，是医院急危重症患者的首诊场所，24小时开放，承担急症患者的急诊接诊、急危重症患者抢救、突发公共卫生事件救援等多项工作。急诊科是医院医疗和护理工作的前哨，工作质量的优劣直接关系到患者的生命安危，可反映一所医院的管理和医疗技术水平。因此，加强急诊护理工作管理，提高急危重症护理服务质量，已成为医院急诊科建设的重要课题。

三、重症监护

重症监护是指受过专门培训的医护人员在配备有先进监护和救治设备的监护病房，接受由急诊科和院内有关科室转来的危重症患者，对心肺脑复苏术后、休克、昏迷、多器官功能衰竭、严重水及电解质代谢紊乱和酸碱失衡、急性多发性创伤等急危重症患者进行全面监护与治疗。

四、灾难救援

灾难救援是指对自然灾难（地震、火山爆发、台风、洪水等）和人为灾难（交通事故、放射性污染、战争等）所造成的人员伤害提供迅速有效的紧急救护与援助。它以挽救生命、减轻伤残为目的，通过科学、合理的医学救援措施，力求将突发事件对人类健康的损害程度控制在最低水平。灾难救援需要得到政府和社会各界的重视、支持和帮助，尤其是大型灾害事故及战地救援，需要动员社会各界的力量，有组织、有计划地协调工作，合理统筹安排人力、物力、财力，在最短时间内争取获得最佳的救援效果。

五、急危重症护理人才培训和科研工作

随着急危重症医学的快速发展，各类先进的医疗技术相继开展，护士在急危重症团队中发挥的作用日益关键。急危重症护理岗位要求护士必须具备更高的专业素质、更扎实的理论基础和更精准的技术技能，因此，急危重症护理人员需要不断加强专业学习、培训和研究。相关部门应根据急危重症医学的发展及时调整并完善相应的急危重症护理人才培养方案及内容，明确人才培养目标，制定专科护士准入标准，完善急危重症培训课程体系，有计划地组织急危重症知识讲座，举办急危重症技术培训，加强急危重症护理学科学研究及信息交流，使急危重症护理学教学、科研与实践紧密结合，以促进人才培养，提高急危重症护理人员的专业技术水平。

 考点提示

急危重症护理工作范畴。

第三节 急救医疗服务体系

急救医疗服务体系（emergency medical service system，EMSS）是集院前急救、院内急诊诊治、重症监护和各专科的"生命绿色通道"于一体的急救网络，即院前急救负责现场急救和途中救护，医院急诊科和ICU负责院内救护。它们既有各自的工作职责和任务，又相互密切联系，构成一个科学、高效、严密的组织和统一指挥的急救网络。一个完整的急救医疗服务体系包括完善的急救网络通信指挥系统、现场急救组织、有监护和急救装置的运输工具、高水平的医院内急救服务机构和重症监护病房。

一、急救医疗服务体系的组成

（一）急救指挥中心（站）

目前，我国地市级及以上城市均建有急救中心，急救中心下设若干急救站。急救中心统一指挥全市日常急救工作和上级指派的临时救护任务，其主要职责是从"120"急救电话报警呼叫之初就开始有组织地指挥、协调现场急救，合理分诊、分流患者，最大效能地发挥急救医疗服务体系的优势与作用。急救站在急救中心的领导下，担负一定的现场抢救工作，负责对急危重症患者和意外事故伤病员进行现场急救和转运。急救中心（站）还应承担一定的科研、教学任务，充分利用急救中心（站）的专业优势，开展急救知识的普及与宣传工作。

（二）医院急诊科

医院急诊科是院内救护的首诊场所，是院前急救的延续，也是急救医疗服务体系的重要环节。急诊科实行24小时开放制，承担急救中心（站）转运来的和来诊的急危重症患者的诊治、抢救和留院观察工作。在我国，有些城市的医院急诊科同时承担急救中心（站）的任务。急诊科是医院急危重症患者最为集中、病种最多、抢救和管理任务最为繁重的科室，也是容易产生医患纠纷的科室。急诊科在医疗护理过程中除应以"急"为中心外，还应特别关注医患沟通。急诊科是医院的窗口科室，其医护服务水平是医院整体医护水平的缩影。

（三）重症或专科监护

重症或专科监护是指应用现代医学理论、先进的诊断方法和监测技术，由专业化的医护人员对急危重症患者进行连续监测、诊断、强化治疗与护理。作为急救医疗服务体系的重要环

节，系统的、高质量的医学监护和救治是提高急危重症患者的抢救成功率、降低死亡率和伤残率的重要保障。

（四）基层急救医疗服务

随着城乡一体化建设的加快，医疗联合体迅速发展，乡镇卫生院、社区卫生服务站作为最基层的医疗服务机构，在急救医疗服务体系中应发挥重要的作用，使急救网络更加接近现场，为患者提供及时、有效的急救服务。基层急救医疗服务机构主要的工作职责包括在急救专业机构的指导下，学习和掌握现场救护的基本知识及技术操作；负责所在社区的防火、防毒、战伤救护等知识的宣传教育工作；当意外灾害发生时，在急救专业人员到达之前及时、正确地组织民众开展自救和互救工作。

 考点提示

急救医疗服务体系（EMSS）的概念及组成。

二、急救医疗服务体系的管理

（一）选择有效、适用的组织形式

我国人口众多，区域经济发展水平差异较大，卫生资源配置不均衡，急救医疗服务体系布局不尽合理，急救中心（站）的组织形式可以根据当地实际情况决定。可以独立成一系统，根据区域面积和人口密度分布情况，划分区段设置分站，完成全城急救通信、指挥、现场急救、安全运送任务；也可以依托一个或几个综合性医院，仅发挥通信、协调和指挥作用。急诊科应结合医院实际需求和医疗资源布局做好胸痛中心、脑卒中中心、创伤中心、危重孕产妇救治中心、危重儿童和新生儿救治中心等诸多诊疗中心建设工作。

（二）建立智慧化急救医疗通信网络

灵敏、高效的急救医疗通信网络是提高急救应急能力的硬件保障。快速发展的现代信息技术与通信技术，为急救通信网络的建立与发展奠定了基础。急救中心通信系统应当具备系统集成、救护车定位追踪、呼叫号码和位置显示、院前电子病历系统、计算机辅助指挥、移动数据传输、无线集群语音通信等智慧化功能。构建全方位、立体化的急救通信网络，一方面，使急救信息的接收、传递和调度在患者、急救中心（站）、救护车辆、医院急诊科之间畅通无阻；另一方面，将急救调度信息与公安、交通、消防、应急管理等部门共享，实现危急重症患者院前、院内的无缝衔接，缩短患者获得救治的时间。

（三）改善急救中心（站）的条件

配置快捷、功能齐全的转运工具，发达地区可构建陆、海、空立体急救运输网络。救护车配备先进的急救、监护及通信设备。要有足够的救护人员编制，24小时值班，1～2名救护人员随车出诊，以便进行及时、有效的现场救护和运送途中监护。

（四）加强急救专业人员培训

建立健全救护人员长效培训机制，规范救治流程，不断提高专业救护人员的急救意识和群体素质，是保证急救质量的关键。建立院前救护人员准入制度，确保院前救护人员经过专业培训并具备相应的业务水平和能力。急救医疗服务体系管理人员需要具有医学资格并接受相关专业管理培训。建立复训制度，有计划地组织急救知识讲座、急救新技术培训，积极开展急救护理学术与信息交流，更新急救理念，增加法律、沟通等知识内容培训，逐渐形成重症专业知识、临床救治技能、团队协作、领导管理、教学科研等能力的集合体，以适应快速发展的急救事业需求。

（五）开展应急救护知识的宣传和培训

急救中心（站）、红十字会和各级医疗机构有义务对公众进行应急救护知识的宣传，利用板报、图片展、宣传资料、短视频、开展急救知识讲座等多种形式进行急救知识和技能的普及，提高公众的急救意识。培养第一目击者在突发伤害、危重病现场进行自救和互救的同时，能配合基层医疗服务机构开展院前急救工作，从而为医院救护人员的到达和患者的救护赢得时间，以最大限度地减少伤残率与死亡率。

> **思政园地**
>
> **中国获"南丁格尔奖"第一人——王琇瑛**
>
> 王琇瑛（1908—2000）是中国第一位获得国际红十字会委员会颁发的南丁格尔奖章和奖状的护士，是第一位获得英国皇家护理学院荣誉校友称号的护士。从事护理工作50余年，王琇瑛一直践行医护人员救死扶伤的职业使命，推动医护事业的发展，是"生命卫士"的杰出代表。她早年就读于北京协和医学院护士学校，获得美国哥伦比亚大学护理系理学硕士学位，创办了北京市第三护士学校并兼任校长，曾任首都医学院（原北京市第二医学院）护理系主任，担任《护理杂志》主编。抗美援朝期间，她亲自率领第一个护士教学队奔赴沈阳后方医院，克服重重困难，累计培训50名护士长，并赴鸭绿江边实地考察战场救护工作，为前方志愿军战场救治护理工作做出卓越贡献。
>
> "病人无医，将陷于无望；病人无护，将陷于无助。"王琇瑛用一生的行动诠释了她对护理工作的热爱，她不仅自己身体力行，不让患者陷入无助的境地，而且还激励着医护人员勤奋工作，为振兴我国护理事业做出卓越的贡献。

自 测 题

一、选择题

1. 不属于急危重症护理学目的的是
   A. 挽救患者生命　　　　B. 长期慢性病护理　　　　C. 减少伤残率
   D. 提高患者生命质量　　E. 提高抢救成功率
2. 现代急危重症护理学最早可追溯到
   A. 第一个早产婴儿监护中心的建立
   B. 第二次世界大战期间
   C. 克里米亚战争期间
   D. 北欧脊髓灰质炎大流行期间
   E. 美国霍普金斯医院神经外科术后病房的建立
3. 1979年，国际上正式承认为医学科学中第23个专业学科的是
   A. 急诊医学　　　　　　B. 院前急救医学　　　　　C. 灾害医学
   D. 急救医学　　　　　　E. 危重症医学
4. 急救医疗服务体系不包括的是
   A. 院前急救　　　　　　B. 急诊诊治　　　　　　　C. 重症监护
   D. 门诊医疗　　　　　　E. 生命绿色通道

二、案例分析

1. 张某，女性，22 岁，于今年 6 月毕业于某医学院校护理学专业，7 月进入某三甲医院急诊科工作。

请回答：

假如你是该三甲医院急诊科护士长，如何做好急救专业人员的培训工作？

2. 患者，女性，26 岁，被汽车撞伤，伤后半小时由"120"救护车转运入急诊科，昏迷，血压测不到。诊断：颅骨骨折、骨盆骨折、左肱骨骨折，失血性休克。

请回答：

结合急救医疗服务体系的概念，分析对该患者的救治由哪几个阶段组成。

（高占玲　王春美）

第二章数字资源

第二章　院前急救与护理

> **学习目标**
> 1. 说出院前急救的任务和特点。
> 2. 列举院前急救的原则。
> 3. 解释院前急救、急救半径、急救反应时间的概念。
> 4. 具有对各种危及生命的急症、创伤、中毒、灾害事故等伤病者进行现场评估、检伤分类、病情观察和现场救护的能力。
> 5. 通过本章内容的学习,初步树立"生命第一、时效为先"的急救理念,具备评判性思维能力。

院前急救又称院外救护或现场救护,是指在进入医院前对各种危及生命的急症、创伤、中毒、灾害事故等伤病者进行现场救护、转运及途中监护,即在患者发病或受伤开始到医院就医之前这一阶段的救护。其主要目的是挽救患者的生命,提高抢救成功率和患者的生活质量,减少伤残率和死亡率。院前急救有广义和狭义之分,其主要区别在于有无公众参与。

第一节　院前急救概述

一、院前急救的重要性

院前急救是整个急救医疗服务体系的子系统,是社会保障体系的重要组成部分,也是城市经济发展、精神文明建设和综合服务能力的重要标志,对于发挥政府职能、保证群众健康、促进社会发展都起到极为重要的作用。院前急救虽然是暂时的、应急的,但及时有效的现场救护、快速安全地转运患者,可以为挽救患者生命赢取宝贵的抢救时机,为院内进一步救治打下坚实的基础。没有院前急救的争分夺秒,即使院内设施再好,医务工作者医术再高,也难以起死回生。院前急救工作可反映一个国家的急救医疗反应能力、急救医学水平、组织管理及公共服务的综合能力,其成效是衡量一个国家、地区急救工作水平和能力高低的标志。院前急救的成功率不仅取决于院前的医疗救护水平,还与公民的自我保护意识、自救与互救能力密切相关。因此,为了提高抢救成功率,需要大力推广和普及急救知识、急救技能,提高公民的急救意识与急救水平。

二、院前急救的特点

(一)突发性

院前急救的对象往往是在人们预料之外突然发生的各种危及生命的急症、创伤、中毒、灾害事故等伤病员,事件发生随机性大,社会性强。尤其是当成批伤病员出现时,涉及社会的各个方面,有时会令人措手不及。因此,要想普及和提高广大公众救护知识和技能,相关部门要制定各种突发事件应急预案，一旦发生突发事件，能及时并有效地进行自救、互救和专业救援。

（二）紧迫性

院前急救时间短、条件差，院前救护伤病员的情况紧急，病情垂危的人数多，在事发现场必须进行紧急处理，刻不容缓，充分体现时间就是生命的紧迫性。因此，要求救护人员常备不懈，保持车辆处于完好状态，做到随叫随出，争分夺秒地进行现场紧张、有效的抢救工作。同时，要注意伤病员及其家属焦急和恐惧的心理特点，在做好现场抢救与转运工作的同时，做好伤病员及其家属的安抚工作。

（三）艰难性

天气多变，交通道路的艰险不畅，救护车无法到达，救护人员进入险区救援等困难；现场设备和仪器受限制，光线暗淡不易分辨，空间狭窄难以操作，噪声及运送途中车辆的震动导致听诊难以进行，围观人群拥挤、嘈杂等情况，这些都给急救增加了一定的难度。有时救护人员可能还要爬楼、爬坡、背急救箱、搬运伤病员等，体力消耗大。因此，救护人员只有熟练掌握急救理论和急救技术，才能适应在较差的条件下完成救护工作。

（四）复杂性

伤病员的疾病是多种多样的，往往涉及临床各科，伤病员可能存在多部位、多脏器的损伤和病变，需要救护人员在短时间内进行评估、判断，检伤分类和紧急处理。因此，要求救护人员必须具备全面的急救知识和急救技能以及应急、应变能力，才能在现场救护中自如地应对各类型的伤病员。

（五）灵活性

院前急救常是在缺医少药的情况下进行的，常无齐备的抢救器材、药品等。因此要灵活机动地在伤病员周围寻找代用品，就地取材获得冲洗消毒液、绷带、夹板、担架等，为伤病员赢得最佳抢救黄金时间。

（六）社会性

院前急救活动涉及社会的各个方面，使院前急救逾越了纯粹的医学领域，因此需要全民参与，表现出较高的社会性。

（七）风险性

风险有环境风险与人为风险两种。环境风险是指抢救现场天气多变，交通道路艰险，而救护人员需进入火场、毒气泄漏、塌方、爆炸等险区救援。人为风险包括应对行为失控的精神疾病患者、吸毒或酗酒者、醉酒者等。

三、院前急救的任务

（一）平时呼救患者的院前急救

平时呼救患者的院前急救是院前急救的主要任务和经常性的任务，包括现场急救和运送监护。呼救患者一般可分为以下三类：

第一类为短时间内有生命危险的急危患者，如气管异物、急性心肌梗死、淹溺、猝死患者，占呼救患者的10%~15%。对此类患者，必须进行现场抢救，先做好初步的紧急处理，如畅通气道、有效止血、心肺复苏，直至生命体征略为稳定后，在严密医疗监护下转运至医院。

第二类为病情紧急但短时间内无生命危险的急诊患者，如骨折、急腹症、支气管哮喘发作患者等，占呼救患者的70%~80%。对此类患者，必须采取初步的现场处理，现场处理的目的是减轻患者在转运过程中的痛苦和避免并发症的发生。

第三类为慢性病患者，占10%~15%，其呼救的目的是需要救护车提供转运服务，而不需要现场急救。

（二）大型灾害或战争中的院前急救

在自然灾害和人为灾害中，由于伤者多，伤情重，情况复杂，除了做好现场医疗急救外，还需要注意与其他救灾队伍（如消防、公安、交通等部门）等密切配合，并注意保护自身安全。当遇到特大灾害或战争，有大批伤病员时，应结合实际情况执行有关抢救预案，无预案时需加强现场指挥、现场伤病员分类和现场救护，并根据不同情况，做到合理分流、转运。对不能转运的危重伤病员，可就地搭建手术棚对伤病员进行手术治疗，术后再安全转运。

（三）特殊任务时的救护值班

特殊任务是指当地的大型集会、体育活动、重要会议等救护值班。执行该项任务时，要有高度的责任心，严防擅离职守，随时应对可能出现的各种意外事件的发生。

（四）急救通信网络的枢纽任务

院前急救的通信网络在整个急救过程中不仅承担着急救信息的接收任务，而且还承担传递信息、指挥调度，以及与上级领导、救灾急救指挥中心、急救现场、急救车、医院急诊科的联络，起到承上启下、沟通信息的枢纽作用。通信网络一般由三个方面构成：市民与急救中心（站）的联络；急救中心（站）与所属分中心（站）、救护车、急救医院即急救医疗服务体系内部的联络；急救中心（站）与上级领导、卫生行政部门和其他救灾系统的联络。

（五）急救知识的普及和教育

院前急救机构平时可通过广播、电视、报刊等方式对群众普及急救知识，并通过举办各种急救知识及救护技术讲座和培训班，提高全民的急救意识，增强民众自我保护能力、自救和互救水平，在突发现场成为能开展现场救护的第一目击者（first responder），从而为患者赢得抢救时机，提高急救的成功率，达到挽救生命、减轻伤残的目的。

四、院前急救的原则

院前急救总目的是采取及时、有效的急救措施和技术，最大限度地减轻伤病员的痛苦，降低死亡率、伤残率，为医院内的进一步抢救打好基础。因此，院前急救必须遵循"先救命，后治病"的原则。

（一）先排险后施救

救护人员到达救援现场，应先进行环境评估，排险后再实施救援。如遇到有毒气体、火灾、触电等事故现场，应立即将伤者脱离危险环境再进行救护，以保证救护人员与伤者的安全。

（二）先重伤后轻伤

同时遇到重伤者和轻伤者，应优先抢救重伤者，后抢救轻伤者。但当大批伤病员出现时，在有限的时间、人力、物力的情况下，在遵循"先重伤后轻伤"原则的同时，重点抢救有可能存活的患者。

（三）先施救后运送

对生命垂危患者，先进行现场初步的紧急处理，如解除气道梗阻、活动性大出血止血、心搏骤停者行心肺复苏等维持呼吸和循环功能等措施，最大限度地保证患者的生命体征在暂时稳定的前提下，才可在严密医疗监护下将患者转运至医院。

（四）先固定后搬运

对于创伤骨折的患者，为防止搬运时造成血管、神经等组织的损伤，应就地取材，先实施骨折肢体固定，再移动或搬运患者。

（五）急救与呼救并重

遇到成批伤病员，应及时呼救，以最短的时间取得急救外援。

（六）转运与监护急救相结合

在转运途中，要密切监护患者的情况，不可停止使用任何抢救措施，如除颤、气管插管、球囊面罩加压通气、心肺复苏等，行驶中注意为患者保暖，以保证患者安全到达目的地。

（七）紧密衔接、前后一致

整个救治过程要迅速、果断、有序，环环相扣，防止前后重复、遗漏和其他差错，确保现场急救措施完善，并填写规定的医疗文本，使医疗急救有文字依据，前后一致、医护一致，并妥善保管，做好院前急救与院内救治的交接工作。

 考点提示

院前急救的原则。

五、我国院前急救服务系统设置与管理

（一）院前急救服务系统设置

1. 院前急救中心（站）设置原则

（1）数量：地市级以上城市和有条件的县及县级市设置急救中心（站）。因地域或者交通原因，设区的市院前医疗急救网络未覆盖的县（县级市），可依托县级医院或者独立设置一个县级急救中心（站）。设区的市级急救中心统一指挥调度县级急救中心（站）并提供业务指导。

（2）地点：院前急救中心地点的选择应遵循合理性、经济性和便捷性的原则。急救中心（站）设置地点应符合以下条件：①在区域中心地带；②车辆出入方便；③设在医院内或医院外，最好靠近大医院，便于形成急救医疗服务体系，有利于行政管理。

（3）建筑设施：基本建筑面积大小应根据区域实际情况决定，教学及科研建筑包括教室、实验室、图书馆、活动室等。行政业务建筑包括办公室、调度室、会议室等。后勤建筑包括食堂、浴室、锅炉房、洗衣房、仓库、车库、车间及其他设施。

（4）基本设备：有条件的地区可根据需要购置或采取签订服务协议的方式配备水上、空中急救运载工具。车辆、担架等运载工具及装载的医疗、通信设备符合国家、行业标准和有关规定，满足院前医疗急救服务需求，提高装备智能化、信息化水平。根据院前医疗急救服务需求合理配置救护车类型，其中至少40%为负压救护车。

2. 区域人口与急救车辆比例　急救车辆数量配置标准，原则上每5万～10万人口配1辆急救车。经济实力较强区域、灾害多发区域可增加车辆配置比例。

3. 急救车医护人员及驾驶员的配置　每辆急救车与随车人员配编比例为1∶5，每辆急救车与驾驶员的配编比例为1∶5。

4. 急救半径与反应时间要求　急救半径是指急救中心（站）所承担院前急救服务区域的半径，市区内应不超过5 km，农村地区服务半径为10～20 km。反应时间是指急救中心（站）接到"120"急救电话至救护车到达现场所需要的时间。市区要求15分钟以内，条件好的区域要在10分钟以内，郊区要求30分钟以内。反应时间是衡量院前急救服务水平的重要指标之一。

（二）院前急救工作模式

1. 国外院前急救模式概况　20世纪60年代以后，世界各国特别是欧美等国家对急诊医学十分重视。1966年，美国心脏协会提倡在公众中普及心肺复苏。20世纪70年代以来，空中急救事业发展迅速，执行50～70 km半径的急救任务，医务人员于5～20分钟可抵达灾害或事故现场，20～45分钟将伤病员送到医院，已成为日常急救的重要力量。目前，全球范围内存在着多种急救医护模式，主要有英美模式和法德模式。

（1）英美模式：其核心理念是以最快的速度将患者送到就近医院进行抢救，将患者送到急诊科或急救中心，从而使患者得到更好的救护。在这种模式中，急诊救护开始于来医院之前，由急诊医师、急救士和护士或全科急救士实施院前急救措施后，再到医院急诊科由急诊医师或相关专业医师进行急诊治疗。采取这种模式的国家和地区包括澳大利亚、加拿大、爱尔兰、以色列、新西兰、日本、菲律宾、韩国、英国和美国等。在英美模式下，由于强调以最快速度将患者送往医院，现场仅作简单救护，对救护员的要求不高，救护职责由警察或消防部门承担，警察或消防员经过简单培训后成为救护人员。

（2）法德模式：其核心理念是将救护车打造成"流动医院"，其具体程序是急救士、全科医师、麻醉师、急诊急救护理人员及其他专业医师到某一地点对患者实施急救治疗及护理，稳定患者病情后再将其送往相关医院，而多数患者要求的是止痛、救生与特殊医疗服务。采取这种模式的国家和地区主要有奥地利、比利时、芬兰、法国、德国、挪威、波兰、葡萄牙、俄罗斯、瑞士、瑞典等。在此种模式下，由于强调在救护现场或救护车上进行抢救，对救护技术要求较高，必须配备执业医师和护士。

2. 我国院前急救模式　国家卫生健康委员会制定的《院前医疗急救管理办法》第19条规定，从事院前医疗急救的专业人员包括医师、护士和医疗救护员。医师和护士应当按照有关法律、法规的规定取得相应执业资格证书。按照急救任务承担主体的不同，国内院前急救模式主要有以下模式：

（1）广州模式（指挥型）：广州市"120"急救指挥中心负责全市急救工作的总调度，以若干医院的急诊科为相对独立的急救单位，按医院专科性质和区片划分出诊。急救指挥中心与各医院无行政上的隶属关系，但具有全市院前急救工作的调度指挥权。其特点是投资少，充分利用现有的医疗资源合理安排急救半径，但由于不具备急救医疗支持力量，与各医院急诊科的协调也存在一定的困难。设立急诊科的医院按照卫生健康委员会的要求出资设置急救站、配备救护人员、车辆、设备，承担主要急救任务；市急救中心仅设置少量急救站、配备少量救护车，承担少量急救任务。

（2）重庆模式（依托型）：重庆市医疗急救中心主要依托于一家综合性三级甲等医院（重庆市急救医疗中心）。重庆市急救医疗中心拥有现代化的急救设备和救护车，经院前处理后可将患者送入附近医院或收入自己的附属医院。形成了院前急救、医疗监护转运、院内急救、ICU等完整的急救医疗功能。其特点是院前、院内急救有机结合，有效地提高患者的抢救成功率，投资少，对患者的院前处理能力较强，但指挥权威性的建立有一定的困难，医院的医护人员随车出诊存在专业技术人员浪费问题。

（3）上海模式（纯院前急救型）：上海市的院前急救采取的是独立性专职从事院前急救服务的运行模式，拥有独立的院前急救医疗机构、人员、急救装备及指挥调度运作系统。上海市医疗急救中心和各郊区县急救中心分别负责区域性日常急救工作，院前急救任务由市急救中心和区县急救中心承担，医院不承担院前急救任务。一旦发生重大灾害性事件，全市院前急救资源由市医疗急救中心统一指挥和调用。其特点是管理简单，院前反应速度快。市区急救半径为3～5 km，平均反应时间为10分钟。

（4）北京模式（独立性）：北京急救中心是北京市院前急救和重大急救医疗任务的统一指挥、调度和抢救中心，由院前急救、急诊科、重症监护室构成，拥有现代化的调度通信设备，可以和市政府、卫健委以及北京各大医院直接进行通信联系。其特点是具有院前、院内、重症监护室和住院部，实行院前-急诊科-ICU急救一条龙的急诊医疗体系，是一个"大而全"的模式。但由于未能充分利用其他医院的急救资源，需要巨额资金和大量人力来完善急救指挥系统和急救网络。

（5）深圳模式（集散型）：深圳市建立了一个既依托各大医院，又自成体系的急救医疗指挥中心。该中心负责全市急救医疗指挥调度、通信服务和信息处理，组织协调重大灾害事故的医疗救援工作及大型社会性重大活动的医疗保障。中心实行"集中受理、分区处理、就近出车"的调度原则，由各大医院急诊科负责完成出车救护任务。其特点是既能充分利用现有的医疗资源，又能集中财力，完善指挥调度系统，并具有合理的抢救半径和有力的医院支持，在短期内形成强大的社会效益。

（6）香港模式：香港特区的院前急救机构由政府消防署管辖，采用医疗救护与消防、司警统一的通信网络，报警电话为"999"。消防署负责日常的医疗急救任务，现场急救后，将患者送往所管辖的医院或患者指定的医院。如发生大型事故，还有医疗辅助队和救伤队等志愿团体参与抢救。

（三）院前急救服务系统的管理

院前急救是急救医疗服务体系的首要环节，其主要特点是"急"和"救"。"急"就是紧急、快速，通过现代化的通信和运输来实现；"救"则是通过先进的医疗救护技术来实现。因此，通信、交通工具和医疗被认为是院前急救的三大要素。所以，要从以下几个方面加强院前急救管理。

1. 建立健全急救通信网络　健全的急救通信网络是做好院前急救工作的首要环节，可提高急救效率。全国统一开通急救电话"120"，每天24小时有专职指挥调度人员值班，保证畅通无阻。急救中心（站）通信系统应当具备系统集成、救护车定位追踪、呼叫号码和位置显示、计算机辅助指挥、移动数据传输、无线集群语音通信等功能。

2. 装备现代化的运输工具　在急救中起重要作用的救护车、飞机、救生舰艇等，既是运输工具，又是抢救患者的"流动急诊室"或"流动ICU"。县级以上地方卫生健康委员会根据区域服务人口、服务半径、地理环境、交通状况等因素，合理配置救护车。救护车应当符合救护车卫生行业标准，救护车等急救运载工具以及人员着装统一标识，统一标注急救中心（站）名称和院前医疗急救呼叫号码。尽可能做到定人、定车，保证车辆始终处于完好状态。

3. 配备具有较高技术水平的救护人员　院前急救的成功率在很大程度上与急救技术水平有关，救护人员必须具备相关专业知识和技能。因此，院前急救医护人员的配备要注重精简、高效、结构合理，满足急救需求的编制原则。县级以上地方卫生健康委员会应当加强对院前医疗急救专业人员的培训，定期组织急救中心（站）和急救网络医院开展演练，推广新知识和先进技术，提高院前医疗急救和突发事件紧急医疗救援能力与水平。

4. 加强院前急救设备及物品的管理　院前急救的各类药品、器械和设备常由护士负责保管，为使所有药品、器械和设备均能发挥最大效能并延长使用寿命，必须制定严格的管理制度。急救药品、器械和设备要建账登记，做到账物一致。急救药品需固定数目，用后及时补齐。抢救器械和设备要固定位置、专人保管，并有使用和维修记录。救护人员应熟练掌握各种设备、器械的使用方法、适应证和注意事项，了解其结构和性能，做到一般故障能自行排除。

第二节　院前急救护理

案例导入 2-1

李先生和爱人在自驾旅游途中车辆突然被一辆轿车追尾，李先生左前臂发生开放性骨折，血流不止。其爱人后枕部有少量渗血，见到丈夫出血后，诉头晕不能行走。追尾车辆的司机出现了呼吸、心搏停止。路人甲被撞，出现腹部外伤，有小段肠管外露。

问题与思考：

1. 应如何快速评估伤病员的伤情？
2. 如何拨打"120"急救电话？应先救哪一位？

院前急救的目的是提高抢救患者的生存率,降低伤残率和死亡率。救护人员必须掌握急救护理的基本程序和基本抢救技能,才能安全、准确、及时、有效地做好现场救护。

一、现场评估与呼救

对危重症患者进行伤病情评估时,医护人员必须树立"生命第一"的急救意识,应边评估边救护,边救治边进一步评估。

(一)环境评估

通过救护人员的眼、鼻、耳和感受快速评估造成事故、伤害及发病的原因,是否存在高空坠物、裸露电源、易燃及易爆物、煤气泄漏等危害救护人员、患者或旁观者生命的危险环境。如对触电患者现场救护,必须先切断电源;如为有毒环境,必须采取防毒防护措施,迅速脱离有毒环境。确保患者与救护人员的安全。

(二)病情评估

1. 进行危及生命的病情评估　救护人员快速判断患者的意识、瞳孔、气道、呼吸、循环情况等,具体检查内容如下。

(1)意识:通过声音和拍打的刺激观察患者有无反应,判断患者的意识是否存在。如对患者大声呼唤、轻拍肩部。患者如果有意识,会睁眼、摇动头或有肢体运动等反应;轻拍婴儿足底或拍捏其上臂,婴儿如果有意识,会啼哭。如患者对上述刺激无反应,说明患者意识丧失,已处于危险状态。

(2)瞳孔:观察瞳孔大小及是否等大、等圆,对光反射是否灵敏,角膜反射是否存在。瞳孔明显变小、散大或双侧瞳孔不等大与中毒、颅脑损伤等有关。瞳孔对光反射迟钝或消失见于昏迷患者。

(3)气道:保持气道通畅是呼吸的必要条件。如患者有反应但不能讲话、咳嗽,并出现呼吸困难,可能存在气道梗阻,必须立即检查原因并予清除。

(4)呼吸:判断呼吸是否存在的方法是在开放气道的情况下,救护人员将自己的面颊部靠近患者的口鼻处,通过一看(胸廓有无起伏)、二听(有无呼吸音)、三感觉(有无气流感)进行判断,判断时间为5~10秒。对呼吸存在的患者,要评估呼吸的频率、节律、深浅度有无异常,有无呼吸困难、发绀及三凹征等。如出现呼吸变快、变慢、变浅乃至不规则,呈叹息样,提示病情危重。如呼吸已停止,应立即进行人工呼吸。

(5)循环:急救现场判断脉搏时应首先判断有无脉搏,其次是判断脉搏是否异常。快速触摸颈动脉是判断有无脉搏的有效方法,婴幼儿触摸肱动脉。一般用5~10秒的时间完成。如果触摸不到患者桡动脉,提示收缩压小于80 mmHg;如果触摸不到患者股动脉,提示收缩压小于70 mmHg;如果触摸不到患者颈动脉,提示收缩压小于60 mmHg。缺氧、失血、疼痛、心力衰竭、休克时脉率加快、变弱,心律失常出现脉搏不规则。同时评估患者皮肤的温度、颜色,有无发热或湿冷,有无苍白或发绀,了解末梢循环情况,判断血液循环状态。

2. 评估患者的总体情况　对患者的头部、颈部、脊柱、胸部、腹部、骨盆及四肢进行全身系统检查,现场体检原则上应尽量少移动或不移动患者,以免加重患者病情。

(1)体表:检查患者体表有无出血,如有大面积出血,要立即止血。

(2)头颈部:触摸患者头皮、颅骨有无损伤或骨折;检查耳、鼻有无出血或液体流出;观察眼球和晶状体是否正常,有无结膜出血、角膜异物等;观察口唇有无发绀、口腔内有无异物或牙齿脱落;检查颈部有无损伤、出血、僵直或活动受限。

(3)脊柱:主要是针对创伤患者,在未确定是否存在脊髓损伤的情况下,切不可盲目搬动患者。检查时,用手平伸向患者后背,自上向下触摸,检查有无肿胀或畸形。

（4）胸部：检查胸部有无创伤、出血或畸形；吸气时胸廓起伏是否对称；用手轻轻在胸部两侧施加压力，检查有无肋骨骨折。

（5）腹部：观察腹部外形有无膨隆、凹陷，腹式呼吸情况；有无创伤、出血，腹部有无压痛或肌紧张等，确定可能损伤的脏器及其范围。

（6）骨盆：将双手分别放在患者髋部两侧，轻轻施加压力，检查有无疼痛或骨折存在，同时观察外生殖器有无损伤。

（7）四肢：检查有无形态异常、肿胀或压痛；关节活动是否正常；观察肢体皮肤颜色、温度及末梢循环情况。

> **考点提示**
>
> 快速伤情评估的内容。

（三）紧急呼救

经过现场快速评估和病情判断后，立即对危重症患者进行现场救护，及时向专业急救机构求救。

1. 救护启动　在国际上被称为抢救危重症患者的"生命链"中的第一步，有效的呼救系统是保障患者获得及时救治的关键环节。现场救护的"生命链"如图2-1所示。

图 2-1　现场救护的"生命链"

> **知识链接**
>
> **现场救护的"生命链"**
>
> 第一环节——早期通路：包括对患者发病时最初症状的识别，鼓励患者自己意识到危急情况，呼叫当地急救系统。
>
> 第二环节——早期心肺复苏：对呼吸、心搏骤停的患者，立即进行心肺复苏，为患者的存活赢得宝贵的抢救时机，这也是专业救护人员到达现场之前患者能得到的最好的救护措施。
>
> 第三环节——早期电除颤：心搏骤停的主要原因是心室颤动，实践证明，越早采用电除颤，对患者的复苏意义越大。
>
> 第四环节——早期高级生命支持：采用药物及其他急救技术，使得生命支持的效果更可靠。

2. 电话呼救　"120"急救电话是我国统一使用的医疗急救电话号码。急危重症患者、家属或第一目击者拨通"120"急救电话，向急救中心发出呼救，启动救援系统。呼救时必须用最简练、最准确、最清楚的语言说明患者所在地的具体街道和显著标志、联系电话、目前的情况及严重程度，伤病员的数量、现场所采取的急救措施，请求速来救援。急救中心（站）接到呼救指令后，立即向院前急救发出调度指令，救护车必须在1～3分钟内开出医院。到达现场后，医护人员密切配合，迅速对患者进行初步评估和处理。

二、现场救护

现场医疗救护是院前急救的首要环节，是整个急救医疗服务体系的第一关，直接影响患者的死亡率和致残率。在对患者进行初步病情评估后，护士要协助医师进行紧急处理，包括协助患者取恰当的体位，建立静脉通道、止血、包扎、固定、正确搬运、维护患者生命体征的平稳等。在救护过程中，要分清轻、重、缓、急，遵循的救护原则是先救命、后治病，先重伤、后轻伤，先抢后救、抢中有救。尽快脱离事故现场，果断实施救护措施。

（一）体位安置

1. 无意识、无呼吸、无心搏者　应立即将患者安置于复苏体位，并置于坚硬的地面上或在软垫上放一块木板，解开患者衣领、纽扣与裤带，进行现场心肺复苏。

2. 意识不清、有呼吸及心搏者　应将患者置于侧卧位或平卧位，头偏向一侧，防止分泌物、呕吐物吸入气管而引起窒息。

3. 意识、心搏、呼吸存在者　根据受伤、病变部位不同安置正确的体位。如被毒蛇咬伤肢体者，应将患者患肢放低，以减少毒素的扩散；对脚扭伤者，应抬高患者患肢，以利于静脉血液回流；对急腹症者，应协助患者取屈膝仰卧位，以放松腹肌，减轻疼痛；对咯血者，应协助患者取患侧卧位，以防止血液流入健侧支气管和肺内。

注意勿用力拖拉或随意移动患者，以免造成再次损伤。对脊柱损伤者，应2～3人同时进行轴线翻转，做好头部固定，防止脊柱、脊髓再次损伤。

（二）检伤、分类与分区

在灾害事故现场往往伤病员多，伤情复杂多变，而人力、物力、时间有限。要使不同伤情的伤病员都能得到有效救治，做好快速、正确的检伤与分类极其重要，这将使救护人员有条不紊地进行救护工作，以提高抢救成功率，降低伤残率及死亡率。

1. 检伤　应由救护经验丰富者承担此项工作，对伤病员进行快速、有针对性的重点伤情检查，注意收集伤病员的主诉及与发病或创伤有关的信息，以判断伤病员病情的轻重，尽量少移动或不移动伤病员。检伤应快速、准确无误，要求在1～2分钟内完成每个伤病员的检伤并判断其病情的轻重。

2. 分类　检伤同时进行分类，按伤病员病情轻重分为四类，分别用红色、黄色、绿色、黑色4种不同颜色的标记卡将伤病员分类标记。

（1）危重伤：标记为红色。此类伤病员随时有生命危险，需立即施行急救，如窒息、大出血、严重中毒、休克、心室颤动。

（2）重伤：标记为黄色。此类伤病员伤情暂不危及生命，可在现场紧急处理后及时转运，如大面积烧伤、肢体离断、骨盆骨折。

（3）轻伤：标记为绿色。伤情较轻，伤病员意识清醒，可行走，没有生命危险，一般对症处理即可，如一般挫伤、擦伤、肋骨骨折、关节脱位。

（4）死亡：标记为黑色。代表死亡伤病员。另外，如伤病员已被放射线辐射或被传染病污染，在上述颜色基础上加用蓝色，并及时隔离转运。

3. 分区　当遇到重大自然灾害导致成批伤病员需要急救时，应根据病情的轻、重、缓、急进行分区，以便有条不紊地抢救伤病员，并设立救护区标志（表2-1）。

表 2-1 现场急救分区

区域	收治伤病员类型
收容区	伤病员集中区，在此挂上分类标志，并提供必要的紧急复苏等抢救措施
急救区	用于接收危重伤和重伤伤病员，做进一步抢救工作，用红色旗或牌标示
后送区	接收能自己行走或较轻的伤病员，用绿色旗或牌标示
太平区	停放已死亡的伤病员，用黑色旗或牌标示

（三）现场救护要点

1. **保持呼吸道通畅，维持呼吸功能** 保持呼吸道通畅是急救过程中最基础、最重要的措施。对呼吸停止者，应迅速建立人工气道，如环甲膜穿刺、应用简易人工呼吸器、气管插管；对窒息患者，要及时注意清除口、咽喉和气管内异物及痰液等；对昏迷患者，要防止舌后坠，可将患者头后仰或用口咽管通气或用舌钳牵出舌并固定；对缺氧患者，及时给予有效氧气吸入；对张力性气胸患者，立即行胸腔穿刺排气减压；对开放性气胸患者，应立即加压包扎，封闭创口。

2. **维持循环系统功能** 院前急救创伤的伤病员比较多，且多伴有出血，甚至出现低血容量性休克，因此，尽快恢复有效循环血量是抢救成功的关键。迅速建立 2~3 条静脉通道，以保证短时间内快速输注液体，尽可能选用静脉留置针并妥善固定，保证扩容和给药，短时间内使血压维持在 80/50 mmHg。对于恶性循环系统疾病，必要时纠正心律失常，可采用心脏起搏、胸外心脏按压、电除颤等。

3. **维持中枢神经系统功能** 包括对急性脑血管病、癫痫发作以及急性脑水肿患者的急救护理。及早进行头部降温，可提高脑细胞对缺氧的耐受性，减轻脑水肿，降低颅内压，减少脑细胞损害。在现场急救实施基础生命支持时，即开始注意脑保护，视条件可采用冷敷、酒精擦浴、使用冰帽及冰袋等降温措施，并及时应用脱水药物降低颅内压。

4. **各种创伤的现场救护** 包括伤口的止血包扎、骨折的临时固定、腹内脏器脱出的保护、开放性气胸的抢救等。对怀疑有脊椎损伤的伤病员，应立即制动，以免造成瘫痪。对颈椎损伤伤病员，有条件的用颈托加以制动保护，条件有限时可用沙袋或衣物团制动颈部进行保护。现场抢救伤病员时，要掌握松脱衣裤、鞋、帽的技巧。脱衣时，先健侧后患侧，必要时剪开衣裤；脱鞋袜时，应托起并固定踝部，解开鞋带，然后向下、向前顺脚形脱去鞋袜；脱长裤时，协助伤病员取仰卧位，解开腰带及纽扣，从腰部将长裤褪至髋下，保持双下肢平直，将长裤平拉脱出；脱头盔时，应用力将头盔两边向外侧扳开，再将头盔向后上方托起，即可去除。

 考点提示

现场检伤分类的方法及现场救护要点。

三、转运与途中监护

由于现场救护条件有限，在伤病员病情允许的情况下，应尽快、安全地将伤病员转运至医院急诊科进行进一步的诊断和治疗，使伤病员得到进一步的救治，对提高抢救成功率起着重要的作用。同时，要做到医疗监护运输，医疗运输工具除运输用途外，还必须成为途中监护急救的场所，使伤病员安全到达目的地。

（一）转运前的准备

首先根据伤情选择要转运的地点，通知对方做好迎接和抢救准备，同时根据伤情结合运送工具的特点做好搬运工作。

1. 转运风险评估　转运前，病情评估着重了解伤病员的伤病机制、损伤部位与程度、重要脏器功能与初期救治状况，并结合伤病员转运所需时间和转运方式，综合评估伤病员的转运风险。搬运伤病员前应向伤病员、家属或与伤病员有关的人员进行转运前的解释，说明病情和途中可能出现的情况及可能发生的意外危险等。

2. 转运物资准备　准备简易监护设备，基本急救物资与药品，配备必要的个人防护物资。实行空中转运时，应加强伤病员的固定装备，配备不易碎的袋装输液用品以及气道管理、呼吸支持设备。

（二）搬运

搬运是将伤病员从发病现场搬至担架，或从担架搬至救护车、船艇、飞机等，然后送到医院安置在病床上的过程。搬运的过程虽然短暂，但对伤病员的预后很重要，如处理不当，会加重病情并引起严重并发症。如脑出血患者，搬运不当可使出血加重而形成脑疝；对脊椎损伤患者，随意搬动或抱扶行走，可导致脊髓损伤，引起截瘫甚至死亡等。现场搬运要根据当时的具体情况选择合适的搬运方法和搬运工具。搬运原则是及时、迅速、平稳、安全。

（三）转运与途中监护

1. 选择合适的转运工具　担架、救护车、轮船或快艇是我国使用较广泛的运输工具，某些城市已在陆地急救运输的基础上，开展了空中运输与急救。转运既要迅速，又要注意安全，一般应根据不同的病情选用合理的搬运方法，结合运输工具的特点与实际情况选用合适的转运工具。

（1）担架转运特点：担架转运较平稳、舒适，不受地形、道路限制，工具不足时可用木板、树枝、竹竿等作为代用品来临时制作使用，但速度慢、体力消耗大，而且受气候条件影响。使伤病员头部在后，下肢在前，以利于病情观察。注意途中安全，必要时在担架上捆保险带，并注意防雨、防暑、防寒。

（2）救护车转运特点：速度快、随机性强、受气候影响小，是转运伤病员重要的运输工具之一。但部分伤病员长途转运易产生晕车，出现恶心、呕吐，甚至加重病情。救护车在转弯、上坡、下坡、停车掉头时要防颠簸，以免伤病员病情加重，发生坠落。

（3）轮船、快艇转运特点：轮船速度慢、平稳，遇风浪颠簸易引起晕船。快艇速度快，一般用作洪涝灾害时的运输工具。

（4）飞机转运特点：飞机转运效率高、速度快、平稳，不受道路、地形的影响。但飞机上升时，空气中的氧含量下降、湿度及气压低，会对肺部病变、腹部手术及气管切开伤病员不利。一般将伤病员横放，休克者头朝机尾，以免飞行中引起脑缺血。颅脑外伤导致颅内高压者应在骨片摘除减压后再空运。脑脊液漏伤病员因空中气压低会增加漏出液，要用多层纱布加以保护，严防逆行感染。腹部外伤有腹胀者应行胃肠减压术后再空运。气管插管的气囊内注气量要较地面少，因高空低压会使气囊膨胀造成气管黏膜缺血性坏死。

2. 途中监护

（1）根据不同的运输工具和病情安置伤病员的体位，一般伤病员取平卧位，恶心、呕吐者应取侧卧位。

（2）在运送前要评估道路状况，救护车在行驶过程中尽量保持平稳，在转弯、上坡、下坡、停车掉头时要防颠簸，以免伤病员病情加重或发生坠落等。

（3）严密观察和监测伤病员的呼吸、血压、体温、脉搏等生命体征，以及意识、面色变化、出血等情况，一旦病情突变，配合医师紧急抢救。

（4）转运途中要加强生命支持措施，如输液、吸氧、吸痰、气管插管、气管切开、心肺复苏、深静脉穿刺等，注意保持各种管道（如输液管、气管导管、导尿管、胸腔及腹腔引流管）通畅，避免受压、扭曲、堵塞或脱出。

（5）做好转运途中抢救、观察、监护等有关医疗护理文件的记录，为伤病员的交接做好准备。

（6）做好转运途中心理护理，急症伤病员普遍有恐惧、焦虑的心理，护士要热情体贴，言语温柔，给予伤病员充分的信任感，也给予适度的病情介绍，以减轻或消除其恐惧感。

（7）做好伤病员的交接，安全运送伤病员到达急救中心或医院急诊科，应与接诊护士详细交接，以便对伤病员做进一步的救治与护理。

思政园地

大医精诚——孙思邈

孙思邈是唐代医药学家，世界上第一个发明导尿术的人。他20岁即精通道家典籍，无意仕途功名，热衷于医学研究，以毕生精力撰写了医学专著《千金要方》和《千金翼方》。孙思邈非常重视预防疾病，讲求预防为先的观点，坚持辨证施治的方法，强调"每日必须调气、补泻、按摩、导引为佳，勿以康健便为常然"。重视运动保健，提出了食疗、药疗、养生、养性、保健相结合的防病治病主张。孙思邈不仅医术精湛，而且医德高尚。《千金要方》中"大医精诚篇"是中国医学伦理学的典范，强调医师须以解除患者痛苦为唯一职责，其他则"无欲无求"，对患者一视同仁"皆如至尊""华夷愚智，普同一等"。孙思邈用毕生精力实现了自己的道家医德思想，是中国医德思想的创始人。高尚的医德，实为后世之楷模，千余年来，孙思邈一直被中国人民和医学工作者所称颂，被尊称为"药王"。

自 测 题

一、选择题

1. 以下不属于院前急救特点的是
   A. 突发性　　　　　　B. 紧迫性　　　　　　C. 艰难性
   D. 城市性　　　　　　E. 复杂性

2. 院前急救的主要任务不包括的是
   A. 平时呼救患者的院前急救　　　B. 大型灾害或战争中的院前急救
   C. 特殊任务时的救护值班　　　　D. 通信网络中的枢纽任务
   E. ICU危重症患者的救治

3. 大批伤病员中，对于大出血的伤病员，应用的标记方法是
   A. 黄色标记　　　　　B. 绿色标记　　　　　C. 棕色标记
   D. 红色标记　　　　　E. 黑色标记

4. 患者，男性，50岁，因车祸导致头、胸、腹、肢体外伤，40分钟后救护人员到达现场，患者当时浅昏迷，呼吸急促（38次/分），伴口唇严重发绀，脉搏摸不到，手足发冷，血压测不到，左上胸有一个气体漏出的伤口，右大腿有骨外露伴出血。现场救护时，不妥的处理措施是
   A. 尽快脱离危险环境，放置合适体位　　B. 注意保暖，采取加温措施
   C. 回纳骨外露部分　　　　　　　　　　D. 保护伤口，减少污染
   E. 立即加压包扎，封闭左上胸部伤口

5. 现场急救应优先转运的伤病员是
   A. 已死亡者 B. 伤情严重但救治及时可以存活者
   C. 经救护后伤情已基本稳定者 D. 骨折已固定者
   E. 闭合性气胸者

6. 现场急救区域的划分，后送区主要接受的是
   A. 所有伤病员 B. 有红色、黑色标记的危重伤病员
   C. 需要就地抢救的伤病员 D. 死亡伤病员
   E. 能行走，病情较轻的伤病员

7. 男性，30岁，因车祸导致外伤出血，患者面色苍白、呼吸浅慢，紧急拨打"120"急救电话，给予现场急救。检查发现患者骨折，下列有关骨折的急救处理，错误的是
   A. 首先应止血和包扎伤口
   B. 无夹板时，可用树枝、木棍等临时固定支架
   C. 可用伤病员上肢缚于胸壁侧面，下肢两腿绑在一起固定
   D. 脊柱骨折应保持头部与躯干成一条直线
   E. 搬动脊柱损伤患者时，应采取一人抱肩、另一人抬腿的方法

8. 批量伤病员快速进行伤情评估时，首先评估
   A. 颈部制动和气道维持情况 B. 呼吸和通气情况
   C. 循环状况 D. 神经系统状况
   E. 环境状况

9. 转运伤病员时，下列做法不妥的是
   A. 在转运途中严密观察伤病员的病情变化，如出现异常，及时处理
   B. 护送带有输液管、气管插管及引流管的伤病员，必须保持管道在位与通畅
   C. 休克伤病员在空中转运中应将头部朝向机头
   D. 担架转运时，应将伤病员的头部在后、下肢在前
   E. 空中转运气管插管伤病员，应将气囊量适当增加

10. 转运特点是非机械化、速度慢、人力消耗大，而且受气候条件影响的转运工具是
    A. 担架 B. 汽车 C. 轮船
    D. 飞机 E. 火车

二、简答题

1. 简述院前急救的原则。
2. 简述院前急救的特点。

三、案例分析

护士小彭今日上午10点接到"120"急救电话：距医院15 km的某商场门口发生了车祸，具体伤亡情况不详。小彭立即通知出诊医师小黄、护士小王及相关人员。救护人员达到现场后发现伤病员3名，围观群众20余名。

请回答：

如果你是出诊护士，应重点采取哪些现场急救护理措施？

（邓　辉）

第三章 医院急诊科

学习目标

1. 描述急诊科的设置。
2. 知道急诊科护理工作的特点、任务及急诊科护理管理。
3. 说出急诊科护理工作流程、分诊技巧、病情分类及急诊处理。
4. 能够正确分诊,并完成对各类急诊患者的抢救。
5. 具备初步急诊科护理管理能力。
6. 通过本章内容的学习,树立生命第一、时效为先的急救理念,具有救死扶伤的职业精神,养成慎独精神。

第一节 急诊科的任务与设置

急诊科是急救医疗服务体系的重要组成部分,是医院急症患者救治的首诊科室,是院内急救的主要场所,是急危重症患者最集中、病种最多、抢救和管理任务最重的科室。急诊科既要承担组织抢救有生命危险的急诊患者的工作,还需承担院前急救、突发公共事件患者的抢救工作。急诊科的工作是医院总体工作的缩影,其一切医疗护理过程均以"急"为中心,体现"时间就是生命"的急救理念,迅速稳定患者的生命体征,为患者及时获得后续的专科诊疗服务提供支持和保障。

一、急诊科的任务

(一)急诊

急诊科24小时应诊,接收来院紧急就诊的各类患者。急诊科的医护人员为患者尽快接受治疗和护理提供优质服务,并随时接收由院外救护转运来的患者,对其进行及时有效的诊治、抢救和留院观察工作。

(二)急救

制定各种急诊抢救的实施预案。负责急诊就诊和院内、院外转运的急危重症患者和伤病员的抢救工作,必要时配合急诊手术,挽救患者的生命。当发生突发事件或各类自然灾害时,参与现场救护和患者的转运工作。

(三)教学与培训

承担实习生、进修人员的教学任务,医护人员的培训工作以及大众急救知识的宣传和教育工作。建立健全各级各类急诊人员的岗位职责、规章制度和技术操作规范。

(四)科研

积极开展有关急诊病因、发病机制、诊疗及护理方面的研究工作;研究、分析急诊工作治疗的监控,提高急诊质量;研究重点及主攻方向应以生命器官救治为主,如心搏骤停、多器官功能障碍综合征、严重休克、多发伤、复合伤等;建立和完善岗位职责、各项规章制度和救护操作规程，研究救护的新方法、新技术，不断提高医疗救护水平。

二、急诊科的设置

急诊科应具备与医院级别、功能和任务相适应的场所、设施、设备和药品等条件，以保障急诊救治工作及时、有效地开展。

（一）急诊科设置与布局原则

（1）急诊科应设在医院内便于患者迅速到达的区域，并邻近各类辅助检查科室。

（2）急诊科应设置独立的出入通道，设置无障碍通道，方便轮椅、平车出入；设置救护车通道和专用停靠处；有条件的可分设普通急诊患者、危重伤患者和救护车出入等通道。

（3）急诊科应有明显的路标和醒目的标识，以方便和引导患者就诊。与手术室、重症医学科相连接的院内紧急救治绿色通道标识应清楚、明显。

（4）急诊科应明亮、通风，候诊区宽敞，就诊流程便捷、通畅，建筑格局和设施应符合医院感染管理的要求。

（5）急诊科应有急诊通信装置（电话、传呼机、对讲机）。有条件的医院可建立急诊临床信息系统，为医疗、护理、感染控制、医技、保障等部门及时提供信息。

（二）急诊科的设置与布局

急诊科应设医疗区和支持区。医疗区包括预检分诊处（台）、抢救室、诊察室、洗胃室、治疗室、处置室、隔离室和观察室，三级综合医院和有条件的二级综合医院应当设急诊手术室和急诊重症监护室（EICU）。支持区包括挂号室、各类辅助检查部门、药房、收费处等部门。

1. 医疗区

（1）预检分诊处（台）：是急诊患者就诊的第一站，应设在急诊科入口最醒目的位置。预检分诊护理人员一般由有多年急诊工作经验的护士担任。预检分诊处（台）应设有电话机、对讲机、呼叫设备，以便及时与相关人员、相关科室取得联系；备齐常用的医疗检查器械，如血压计、听诊器、体温计、手电筒、压舌板，以及患者就诊登记本和常用的化验单等。另外，为方便患者，还应准备候诊椅、轮椅、平车、饮水设施及公用电话等，并配有导诊员。

（2）抢救室：应设在距离急诊科入口最近处，有足够的空间和充足的照明。设置一定数量的抢救床，每张床净使用面积不少于 $12\ m^2$。抢救室内应备有必需的仪器、设备、药品和物品。

1）抢救仪器和设备：中心吸引装置、心电图机、除颤仪、呼吸机、电动洗胃机、心电监护仪、输液泵等。根据医院需求，还可配备血液净化、体外膜肺氧合和快速床旁检测设备。

2）常用的急救药品：中枢神经兴奋药、拟肾上腺素药、强心药、抗心律失常药、血管扩张药、利尿药、止血药及常用的液体等。

3）必备抢救物品：气管插管包、气管切开包、简易呼吸器、静脉切开包、胸穿包、腹穿包、腰穿包、导尿包、胃管包、各种型号的无菌注射器、无菌手套、吸入氧装置及用物、备皮用物、胃肠减压器、血压计、体温计、各种导管、开口器、立式灯及压舌板等。

（3）诊察室：一般综合性医院急诊科应设有内科、外科、妇科、儿科、骨科、眼科、口腔科、耳鼻喉科等诊室。在诊察室内，除必要的诊察床、桌、椅外，还应根据各专科特点备齐急诊需用的各种器械和抢救用品，并做好定期清洁消毒、检查和维护工作。

（4）急诊手术室：手术室应与抢救室、外科诊室相邻，应分为无菌手术室、处置室和器械敷料室三部分。

（5）洗胃室：有条件的医院应设有单独的洗胃室，用于中毒患者洗胃、急救。配备常用的洗胃用品，如胃管、听诊器、压舌板、开口器、洗胃液，还应配备自动洗胃机2台，注意用后立即清洗、经常检修，保证机器可以正常运行。

（6）治疗室和处置室：急诊科应设有独立的治疗室和处置室，治疗室应设在各科诊室的中央，便于为急症患者进行各项护理操作，室内应有治疗桌、配药台、无菌物品柜、消毒用品、洗手池及照明设备等。处置室是用于存放和中转病区污染物品的主要场所，使用后的物品及一次性物品可以集中处理。

（7）隔离室：遇有疑似传染病的患者，护士应及时通知医师到隔离室进行诊治。室内配有专用卫生间以及必要的隔离用品及物品，如隔离衣、隔离裤、帽子、口罩、手套、防护镜、消毒液、感染性垃圾桶。对患者的分泌物、排泄物要及时处理。凡确诊为传染病的患者，应就地隔离，及时转入传染病科或传染病医院诊治。

（8）观察室：床位数一般按医院总床位数的2%～5%设置。观察床单位配备物品按住院床单位标准配备。书写正规病历，建立医嘱本、病情交班本和各种护理记录本，对患者采取分级护理和晨晚间护理制度。患者留观时间原则上不超过72小时。

（9）急诊重症监护室（EICU）：位置最好邻近急诊抢救室，一般设监护床2～6张。室内配备监护仪、除颤仪、呼吸机、起搏器、心电图机、供氧装置和负压吸引装置等，随时掌握患者的病情及生命体征变化。

2. 支持区

（1）急诊医技部门：包括急诊药房、急诊检验科、急诊放射科、急诊超声室、急诊CT室等，医技部门也应24小时值班，随时为急诊患者服务。

（2）辅助支持部门：包括急诊挂号室、急诊收费处、急诊住院处、保安室等部门。

第二节 急诊科的护理工作

案例导入 3-1

患者，男性，68岁，原有慢性阻塞性肺疾病史8年。半小时前提拉重物后，患者突感胸闷、胸痛不适，继之出现气促、呼吸困难。来急诊科就诊时患者大汗淋漓、呼吸极度困难、口唇发绀、脉搏细速，不能平卧。

问题与思考：

1. *如何对该患者进行分诊？*
2. *该患者的病情分级是几级？*
3. *该如何急救处理？*

一、急诊科护理工作特点

（一）急

急救工作具有很强的时间性，急诊患者发病急、病情变化快、来势凶险，所以一切工作突出一个"急"字，要分秒必争、迅速处理。这决定了急诊科护理人员应有巨大的潜能，投入高速度、高效率的工作。要求护理人员在急救过程中要做到反应迅速、抢救及时，牢固树立时间就是生命的观念。

（二）忙

急诊患者来诊时间、人数、病种及危重症程度难以预料，随机性大，可控性小，尤其是发生意外灾害、事故、急性中毒、传染病流行等情况时，患者常集中就诊。所以急诊工作十分繁忙，这就要求平时要有严密的抢救流程、明确的分工与合作，在抢救大批患者时才能做到有条不紊、忙而不乱。

（三）多学科性

急诊患者病种复杂，疾病谱广，几乎涉及临床各个科室，常需多科人员协作诊疗。因此，要有高效能的指挥组织系统和协作制度。

（四）易感染性

急诊患者因无选择性，常有传染病患者，易造成交叉感染。因此，要特别注意无菌操作和严格执行消毒隔离制度。

（五）涉及法律及暴力事件多

急诊科护理人员会遇到涉及法律问题的患者，如服毒自杀者、车祸患者、打架斗殴者。因此，急诊科护理人员在遵守医疗法规的同时要有高度的自控力，防止发生医患冲突。

二、急诊科护理工作流程

急诊科护理工作流程是急救医疗服务体系的一个重要组成部分，包括接诊、分诊、处理三部分，这些环节紧密衔接，构成了急诊科护理工作流程的基本程序。

（一）接诊

预检护理人员对到达急诊科的患者要热情接待，将患者快速接诊就位。一般急诊患者安排在候诊区坐着候诊。对危重症患者，应根据病情需要安置合适的体位。如果由救护车等运输工具送来急诊患者，预检护理人员应主动与护送人员一起将患者搬运到合适的位置。

（二）分诊

分诊是对来急诊科就诊患者进行快速、重点地收集病情资料，并快速进行分析、判断、分类、分科，同时按轻、重、缓、急安排就诊顺序同时登记入册（档），一般应在2~5分钟内完成。一个合格的分诊护理人员不仅应具有多专科疾病的医疗护理知识、病情发展的预见能力，而且是集护理学、医学、心理学和社会学知识于一身的护理工作者。如果分诊错误，则有可能延误抢救和治疗时机，甚至危及患者的生命，必须要提高对分诊工作重要性的认识。

1. 资料收集

（1）询问：通过问诊，得到患者的主观资料，即主诉及其相关的伴随症状，并了解患者对疾病的感受、心理状态与行为反应及社会情况，了解与现病史有关的既往史、用药史、过敏史等。在问诊过程中，应注意患者及其家属倾向性的表述，根据病情有目的地进行询问，使收集的资料真实、全面。如发现患者陈述不清楚、不全面，切不可用自己的主观臆断套问或暗示患者，以免使问诊资料与实际不符，给患者精神带来不良刺激或产生不良影响。

（2）观察：护理人员运用眼、耳、鼻、手来收集患者的客观资料，即主要的体征。用眼观察患者的一般情况，如意识、精神状态、面容表情、肤色、体位及瞳孔等有无异常改变；观察排泄物和分泌物的颜色、量、性状。用耳去辨别患者身体不同部位发出的声音，如呼吸音、咳嗽音、心音、肠鸣音的变化。用鼻去辨别患者发出的特殊气味。用手去触摸患者的脉搏来了解其频率、节律及充盈度，触摸疼痛部位来了解疼痛涉及范围与程度，触摸患者的皮肤来了解体温等。

（3）查体：借助听诊器、体温计、血压计、手电筒、压舌板等进行护理查体，心电图机、血糖仪等仪器用于进行检查，收集资料。

2. 分诊技巧　临床上将常用分诊技巧概括为分诊公式，由于公式易记，实用性强，所以较常用。

（1）SOAP公式：是四个英文单词第一个字母的缩写。S（subjective）：即主观感受，收集患者的主观感受资料，包括主诉及伴随的症状。O（objective）：即客观现象，收集患者的客观资料，包括体征及异常征象。A（assess）：即估计，将收集的资料进行综合分析，得出初步判断。P（plan）：即计划，根据判断结果进行专科分诊，按轻、重、缓、急有计划地安排就诊。

（2）PQRST公式：是五个英文单词第一个字母的缩写，适用于疼痛患者。P（provoke）：即诱因，疼痛发生的诱因及加重与缓解的因素。Q（quality）：即疼痛的性质，如绞痛、钝痛、电击样痛、刀割样痛、针刺样痛、烧灼样痛。R（radiate）：即放射，有无放射痛，向哪些部位放射。S（severity）：即程度，疼痛的程度如何，若把无痛到不能忍受的疼痛用1~10的数字来描述，相当于哪个数的程度。T（time）：即时间，疼痛开始、持续、终止的时间。

3. 病情分级

Ⅰ级：急危患者，需要立即得到救治。急危患者正在或即将发生生命威胁或病情恶化，需要立即进行积极干预。如呼吸、心搏骤停，剧烈胸痛，持续、严重心律失常，严重呼吸困难，重度创伤大出血，急性中毒及老年复合伤。分诊护理人员应安排患者进入急救绿色通道和抢救室，即刻进行评估和救治。用红色标识。

Ⅱ级：急重患者，评估与救治同时进行。急重患者病情危重或迅速恶化，如不能进行即刻治疗，则危及生命或造成严重的器官功能衰竭，或短时间内进行治疗可对预后产生重大影响（如溶栓、解毒）。如心脑血管意外、严重骨折、突发剧烈头痛、腹痛持续36小时以上、开放性创伤及儿童高热。分诊护理人员应立即安排患者进入抢救区，监护生命体征，10分钟内得到救治。用红色标识。

Ⅲ级：急症患者，需要在短时间内得到救治。急症患者存在潜在的生命威胁，如短时间内不进行干预，病情可能进展至威胁生命或产生十分不利的结局。如高热、呕吐、轻度外伤、轻度腹痛。分诊护理人员应指导患者优先诊治，可安排在优先诊疗区候诊，使患者在30分钟内得到处理；若候诊时间大于30分钟，需再次评估。用黄色标识。

Ⅳ级：亚急症或非急症患者。亚急症患者存在潜在的严重性，此级别患者到达急诊一段时间内如未给予治疗，患者情况可能会恶化或出现不利的结局，或症状加重及持续时间延长，如吸入异物，无呼吸困难；呕吐或腹泻，无脱水。分诊护理人员应指导患者按顺序就诊，使患者在60分钟内得到诊治；若候诊时间超过60分钟，需再次评估。非急症患者具有慢性或非常轻微的症状，即便等待较长时间再进行治疗也不会对结局产生大的影响。分诊护理人员应指导患者在急诊科候诊或去门诊候诊（候诊时间2小时），若候诊时间超过2小时，可再次评估。用绿色标识。

4. 分诊要求

（1）急诊预检、分诊护理人员必须由业务熟练、责任心强的护理人员担任。

（2）分诊护理人员必须坚守工作岗位，临时因故离开必须由护士长安排能够胜任的护理人员替代。

（3）预检、分诊护理人员对来急诊科就诊的患者，按轻、重、缓、急依次办理分科就诊手续，并做好预检、分诊登记，包括姓名、性别、年龄、职业、接诊时间、初步判断、是否传染病患者、去向等项目，书写规范，字迹清楚。

（4）如分诊有错误，应按首诊负责制处理，即首诊医师先看，再会诊或转诊，护理人员应做好会诊、转诊、转科协调工作。

（5）遇急危重症患者，应立即开通急救绿色通道，要遵循先抢救后补办手续的原则。

（6）遇成批患者时，对患者进行快速检伤、分类，合理分流，并立即报告上级有关部门组织抢救。

（7）遇患有或疑似传染患者来院急诊，应将其安排到隔离室就诊。

（8）对由他人陪送而来的患者，先予以分诊处理，同时做好保护工作。神志不清者，应由两人以上的工作人员将其随身所带的钱物收拾、清点并签名后上交保卫科保存，等亲属来领取。

（9）遇交通事故、吸毒、自杀等涉及法律问题者，应立即通知相关部门。

（三）处理

1. **危重患者处理** 严格遵循先抢救后补办手续的原则。病情危急的患者应立即抢救，在医师未到达之前，护士可根据患者情况按抢救程序给予紧急处理，如给氧、吸痰、止血、建立静脉通道、气管插管、心肺复苏、除颤，并随时观察病情变化。医师到达后，立即汇报处理情况，积极配合抢救，正确处理医嘱，密切观察患者病情动态变化，为医师提供有关资料。需要手术者，应通知手术室做好手术准备，对不能搬动且急需手术者，可在急诊室及时安排进行手术，待患者病情平稳后，即可转入病房，做好相关记录，以备查用。

2. **一般患者处理** 由分诊护理人员引导患者至相关科室就诊，对病情复杂难以确定科别的，应在急诊科进行检查及观察，待病情确定后根据首诊负责制处理。

3. **观察室患者的护理** 急诊观察室收治暂不能确诊以及病情危重但暂时住院困难的患者，留观时间不超过72小时。患者留在观察室后要建立病案，书写病情报告，认真填写各项记录。护理人员应主动巡视及观察患者的病情，加强生活及心理护理。

4. **患者转运处理** 病重者需进行辅助检查、急诊住院、转ICU、去急诊手术室或转院，准备转运途中必要的急救物资，电梯处于备用状态，提前通知专业科室做好准备，转运途中由医护人员陪送、监护，与专业科室做好交接工作。护理人员应全程密切监测患者的生命体征、意识等，有管道的患者，做好转运途中的管道护理。

三、急救绿色通道

急救绿色通道即急救绿色生命安全通道，是指对急危重症患者一律实行优先抢救、优先检查和优先住院的原则，医疗相关手续按情况补办。在分诊、接诊、检查、治疗、手术及住院等环节，实施快速、有序、安全、有效的急救服务。急救绿色通道的建立是救治危重症患者最有效的机制，能有效地缩短救治时间，降低伤残率和病死率，提高救治成功率和患者的生存质量。

1. **进入急救绿色通道的患者范围** 原则上所有生命体征不稳定和可能危及生命的各类急危重患者均应纳入急救绿色通道，常见病种有呼吸及心搏骤停、急性心肌梗死、急性心力衰竭、严重心律失常、急性呼吸困难、急性内出血、急性脑血管意外、各种中毒、急腹症、各种原因所致休克、重度多发伤、急产及难产等。

2. **急救绿色通道的管理**

（1）标志醒目：预检分诊处、药房、放射科、手术室、收费处、化验室等部门应有明显的标识及绿色通道患者专用窗口。

（2）合理配置：合理配置急诊人力资源，定期开展急救技术培训、急诊专科护理人员培训。设立急救绿色通道小组，由业务院长、医务科科长、急诊科主任、护士长组成。急救设备和药品的配置符合《急诊科建设与管理指南（试行）》的基本要求。

（3）正确分诊：加强急诊预检、分诊，及时救治危重症患者，有效分流非急危重症患者。

（4）首诊负责：首诊负责制包括医院、科室、医师三级。首诊负责制是指第一位接诊医师对其接诊的患者，特别是急危重症患者的检查、诊断、治疗、会诊、转诊、转科、转院等工作负责到底的制度。

（5）规范运行：急诊医师根据患者的病情或符合急救绿色通道范围的患者，决定启动急救绿色通道服务，可在患者的处方、检查申请单等医学文件上标明"急救绿色通道"的标志，先进行医学处理，再进行财务收费。急诊服务流程体系中的每一个责任部门（包括急诊科、各专业科室、各医技检查部门、药剂科、挂号室与收费室等）各司其职，确保患者能够获得连贯、及时、有效的救治。

（6）定期评价：定期评价对紧急事件处理的反应性，急危重症患者在急救绿色通道停留的时间，做好持续的质量改进。

第三节　急诊科护理管理

急诊科是抢救急危重症患者的第一线，是医院护理管理的重要组成部分，也是最直接展现医院应急能力和救治水平的窗口，在人们突发疾病、意外伤害时，能在最短时间内得到专业、科学的救治。重视和加强急诊科的护理管理，落实急诊科的各项管理制度，培养高素质的急诊护理人员，是提高救护质量的关键。

一、急诊科护理人员配备

（一）急诊科人员配备

（1）急诊科应当配备足够数量，受过专门训练，掌握医学的基本理论、基础知识和基本操作技能，具备独立工作能力的医护人员。护理人员应经规范化培训合格，掌握急诊危重症患者的急救护理技术、常见护理工作流程及常见急救技术的配合，如气管插管术、深静脉穿刺置管，并定期接受急救技能的再培训，再培训间隔时间原则上不超过2年。

（2）急诊科应具有固定的、单独编制的护理人员，且不少于在岗护理人员的80%，护理人员结构梯队合理，有3年以上临床护理工作经验，具有本科及本科以上学历的比例达到30%及30%以上。

（二）急诊护理人员应掌握的技术和技能

（1）掌握急诊护理工作内涵及流程，急诊分诊；常见危重症、创伤患者的急救护理；科室内医院感染的预防与控制。

（2）掌握急诊危重症患者的监护技术及急救护理操作技术；各种抢救设备、物品及药品的应用和管理；突发事件和群伤事故的急诊急救配合、协调和管理；急诊患者心理护理要点及沟通技巧。

（3）承担各种患者的抢救、应急处理，熟练掌握各项护理技能，如心肺复苏、简易呼吸器、心电监护、心电图、除颤术、电动洗胃术、吸痰技术、输液泵/微量泵的使用技术。

二、急诊科主要制度

急诊科是医疗机构抢救急危重症患者的重要场所，建立健全各项制度，约束医务人员行为规范，使其遵守并执行各项规章制度、岗位职责、相关诊疗技术规范、操作规程及各种急救应急预案，保证医疗服务质量及医疗安全。

（一）急诊科的主要制度

急诊科的主要制度包括急诊科工作制度、预检分诊制度、急诊抢救制度、首诊负责制度、危重病患者转运制度、抢救室工作制度、救护车管理制度、急诊绿色通道制度、急诊留观制度、出诊抢救制度、急救及特殊事件报告处理制度等。

（二）建立健全各级各类人员岗位职责

各级各类人员岗位职责包括急诊科主任职责、护士长职责、医师职责、护士职责、调度员职责、急救司机职责及医疗救护员职责等。

（三）制定各种急救应急预案

急救应急预案包括突发重大灾害事故急救工作应急预案、常见急性化学中毒应急预案、常见食物中毒应急预案、急危重症患者（复合伤、脑出血、心搏骤停、急性心肌梗死、溺水、创伤性休克、电击伤等）应急预案等。

三、急诊科护理人员的素质要求

（一）高尚的职业道德

热爱急诊护理工作，对患者应具有高度的责任感和同情心，将患者利益放在第一位，急患者之所急，分秒必争，全力以赴地抢救患者的生命；应尊重患者自尊、保守秘密，在抢救中涉及特殊的病史与病症，如自杀史、传染病，应注意保护患者的隐私，不可四处宣扬；遵循慎独精神，严格律己，主动做好消毒、隔离、预防医源性交叉感染。

（二）较强的急救护理意识

急救护理工作的特点是挽救生命，牢固树立时间就是生命的急救意识，争分夺秒，全力以赴地抢救患者的生命，对所从事的工作具有高度的责任心和慎独精神，敏锐的观察力，善于捕捉有用的信息，有丰富的想象力，勇于进行技术创新，掌握高水平的专业技能和迅速应变能力。因此，护士应不断总结经验和教训，自觉地钻研业务，学习新理论、新知识、新技能，逐渐养成对急救工作的特殊敏感性，提高急救护理意识。

（三）扎实的理论知识和熟练的急救技能

急诊患者多为急危重症患者，如严重创伤、休克、急性中毒患者，病情危急、复杂多变，如处理不当，会危及患者的生命，只有了解疾病的专业知识，才能对病情观察更有侧重点。要求护理人员具有扎实的理论知识、娴熟的护理操作技能，熟练掌握急救技术和仪器、设备的使用，在日常工作中要多实践，善于将基础理论知识与实践结合，融会贯通，不断提高分析问题和解决问题的能力。

（四）良好的心理素质和身体素质

急诊患者发病急、病情变化快、风险高，具有不稳定性。在救护过程中，要求护理人员迅速做出反应，具备稳定的心理素质，有利于提高反应速度，在紧急情况下能及时、准确地实施心身整体救治和监护，这对提高抢救成功率和降低致死率、死亡率等将起到重要作用。急诊护理人员只有拥有健康的体魄，始终保持精力充沛，有较强的耐力与体力，能吃苦耐劳，才能胜任艰巨复杂的急救护理工作。

（五）超强的应变能力和预判思维

在护理工作中善于观察，对于监护仪上的参数和患者病情变化要有敏感性，异常情况提前做好防范措施并及时处理。对于突发的抢救，要求急诊护理人员及时为患者吸氧、建立静脉通道、开放气道、吸痰、心肺复苏、监测生命体征等，为患者争取更多的抢救时间。

（六）科学的护理管理

急救过程中参与人员多，能否组织、协调好有关科室部门之间的关系，以保证参与的人员、设备及药物准确无误地投入抢救，直接关系到患者救治能否成功。因此，要做好急救护理工作，应该有一定的管理能力，需要建立健全各项救护规章制度。仪器、设备处于良好的备用状态，药物标记清楚，物品、设备定位放置，专人保管。急诊护理人员在配合医师抢救急危重症患者时，应认真做好重症患者护理记录。同时注意做好善后处理，及时总结经验，不断提高急救护理工作的效率和工作质量。

> **思政园地**
>
> **用生命铸就的精神坐标——叶欣护士长**
>
> 叶欣（1956—2003）是广东省中医院二沙岛医院急诊科护士长。2003年春节前后，一种病因未明的非典型肺炎开始在广州一些地区流行。急危重非典型肺炎患者本身有极

强的传染性，为了保持患者呼吸道通畅，必须将堵塞其间的大量脓血痰排出。面对医务人员被感染的巨大危险，叶欣和时任二沙岛医院急诊科主任张忠德默默做出选择——尽量包揽对急危重非典型肺炎患者的检查、抢救、治疗和护理工作。3月4日，极度疲倦的叶欣开始出现发热症状，体温不断上升。在被送入病房隔离留观期间，她依然记挂着科室里的几名危重症患者，通过呼叫仪，她渐渐微弱的声音不时地响起在急诊科。在生命的最后时刻，她用笔吃力地写下"不要靠近我，会传染……"。2003年3月25日凌晨，叶欣经抢救无效去世，年仅47岁。

叶欣被追授为"全国优秀共产党员""人民健康好卫士""最美奋斗者"称号，荣获"白求恩奖章""南丁格尔奖章"，2009年被评选为"100位新中国成立以来感动中国人物"。叶欣护士长在抗击非典的战场上用生命展现了急诊医务工作者冲锋在前、患者至上的敬业精神。

自 测 题

一、选择题

1. 患者，男性，44岁，因车祸伤及胸腹部。入院查体：T 36.2 ℃，P 115次/分，R 28次/分，BP 80/65 mmHg，呼吸浅快，面色苍白，皮肤湿冷，全血细胞分析：RBC 3.5×10^9/L，Hb 80 g/L，WBC 9×10^9/L，CVP 3 cmH$_2$O，护理人员的处理方法正确的是

   A. 迅速建立2条以上静脉通道　　　　B. 向患者做入院宣教
   C. 向患者做自我介绍　　　　　　　　D. 测量患者体温
   E. 保持患者呼吸道通畅

2. 患者，男性，40岁，右足部被铁钉扎伤，在当地卫生院给予简单清创处理。1周后患者感到全身乏力、头晕、头痛、咀嚼无力，背部、胸部肌肉较僵硬，到急诊就诊。患者全身肌肉强直性收缩，呼吸急促，呼吸道分泌物多，血氧饱和度82%。分诊护理人员处理措施正确的是

   A. 立即开放气道，清理呼吸道分泌物，吸氧　　B. 伤口换药
   C. 接触隔离　　　　　　　　　　　　　　　　D. 做破伤风皮试
   E. 询问药物过敏史

（3~5题共用题干）

患者，男性，68岁，急诊抢救室8床，退休职工。因"胸痛2小时"就诊。患者口服硝酸甘油，胸痛未缓解。开通急诊绿色通道送入抢救室，患者意识清楚，呼吸急促，口唇发绀，心尖冲动未见，触诊无震颤。生命体征：T 36.7 ℃，P 84次/分，R 21次/分，BP 170/78 mmHg，SpO$_2$ 85%。

3. 该患者可确诊为

   A. 心力衰竭　　　　B. 呼吸衰竭　　　　C. 心肌梗死
   D. 高血压　　　　　E. 缺血性心脏病

4. 为明确诊断，应立即给予患者的检查是

   A. 胸部CT　　　　　B. MRI　　　　　　C. 心电图
   D. 超声　　　　　　E. 胸部X线

5. 完成动脉血采集后，患者出现胸痛加剧，呼吸困难，面色发绀，不能发声，急诊护理人员处理方法正确的是

　　A. 吸氧　　　　　　　　B. 更换体位　　　　　　C. 雾化吸入
　　D. 快速补液　　　　　　E. 测量生命体征

二、案例分析

患者，男性，65岁，主诉"血糖偏高10年，乏力20天"。10年前患者体检发现血糖偏高，予以饮食控制，3年前出现口干、食欲减退、多饮及多尿明显，口服降血糖药治疗，症状改善后即自行停药，体重下降约5 kg，6小时前患者出现恶心、呕吐、烦躁、呼吸深快并有烂苹果味。入院后测得血糖23.6 mmol/L。

请回答：

1. 作为分诊护理人员，应对患者进行哪些方面的紧急评估？

2. 若评估时发现患者意识不清，BP 85/50 mmHg，P 130次/分，R 35次/分。按急诊分诊标准，应归为哪一类？依据是什么？下一步救治的主要措施有哪些？

（刘春梅　杨先芬）

第四章 重症监护

学习目标

1. 能说出重症监护病房的设置、模式、人员编制、主要功能及收治对象。
2. 熟记常见监测指标的正常值及临床意义。
3. 掌握中心静脉压、动脉压、心电监护、脉搏及血氧饱和度的监测技术。
4. 通过本章内容的学习,树立时间就是生命的急救意识和慎独职业精神。

重症监护病房(intensive care unit,ICU)又称加强监护病房,是指受过专门培训的医护人员应用现代医学理论,利用先进的医疗仪器、设备和先进的诊疗、护理技术,对急危重症患者进行集中监测、强化治疗及护理的一种特殊场所。ICU 是重症医学和重症护理学的临床实践基地,是医院集中监护和救治重症患者、开展重大突发公共卫生事件重症救治的专业科室。

第一节 ICU 的设置与管理

ICU 的建立大大提高了急危重症患者的抢救成功率,改善了患者的预后,直接反映医院的综合救治能力,体现医院整体医疗实力,成为衡量一个国家、一个医院的现代化急救医疗水平的重要标志。ICU 核心技术为器官功能监测与支持技术,通过对病情进行连续、动态的定性和定量观察,并施行有效的干预措施,为重症患者提供规范的、高质量的生命支持,改善生存质量。ICU 的设置与管理应符合国家的有关标准。为促进我国重症医学的发展,规范我国医疗机构 ICU 的组织与管理,中华医学会重症医学分会制定了《重症医学科建设与管理指南(2020 版)》。

一、ICU 的设置

(一)ICU 的整体布局

ICU 应设置于方便患者转运、检查和治疗的区域,并考虑以下因素:接近主要服务对象的病区、手术室、影像学科、化验室和血库等。ICU 应当分别为医务人员、患者和医疗污物等设置符合医院感染相关要求的出入通道。ICU 内部应设置相对独立的医疗区、办公区、污物处理区和生活辅助区等功能区域,符合医院感染和消防要求。

(二)ICU 的室内设置

1. 室内环境 具备良好的通风、采光和消毒条件,病室空气调节系统能独立控制,室温应维持在 22~26 ℃,湿度控制在 55%~65%。

2. 噪声控制设施 根据国际噪声协会的建议,ICU 的噪声白天最好不超过 45 dB,傍晚不超过 40 dB,夜晚不超过 20 dB。地面覆盖物、墙壁和天花板应该尽量采用高吸音的建筑材料。

3. 手卫生设施 安装足够的感应式洗手设施和手消毒装置,单间每张床 1 套,开放式病床至少每 2 张床 1 套。每套设备至少包括非接触式洗手池、洗手液和擦手纸,自来水开关最好具有自动感应功能，并配备自动吹干机。每张床的床旁应放置快速手消毒装置 1 套。

4. 床位设置　ICU 的病床数量根据医院的功能任务和实际收治重症患者的需要来设置。综合性医院综合 ICU 床位数应占全院总床位数的 2%～8%，每个 ICU 管理单元以 8～12 张床位为宜，床位利用率以＜75% 为宜，平均全年床位使用率超过 85% 时，应该适度扩大规模。每日至少保留一张空床以备应急使用。ICU 内单间病房的使用面积不少于 18 m²，多人间病房应保证床间距不少于 2.5 m。为了减少交叉感染的风险，建议尽可能设置单间病房或分隔式病床。每张病床均按照"生命岛"模式设置。开放式病床每张床的占地面积为 15～18 m²；每个 ICU 最少配备 1 个单间病房，面积为 18～25 m²。每个 ICU 中的正压和负压隔离病房的设立，可以根据患者专科来源和卫生行政部门的要求决定，通常配备负压隔离病房 1～2 间。

5. 中心监护站　中心监护站设置在所有病床的中央地区，便于医护人员进行治疗和护理。

考点提示

ICU 的温度、湿度设置及床位设置。

（三）ICU 人员编制

ICU 主要接收医院的各类危重症患者，医疗护理工作艰巨、任务重，所以，相比其他科室，ICU 需要配置更高级的护理人力资源。ICU 医师人数与床位数之比不低于 0.8∶1，护士人数与床位数之比不低于（2.5～3）∶1。

（四）ICU 仪器及设备装置

1. 基本设备　ICU 病床应为多功能病床，最好每张床配备防压力性损伤床垫、完善的功能设备带或功能架，有氧气、电源、压缩空气和负压吸引等功能支持。每个床单位的电源应该是独立的反馈电路供应。

2. 监测设备　多功能生命体征监测仪、呼吸功能监测装置、血气分析仪、血流动力学监测设备、颅内压监测设备、血氧饱和度监测仪、心电图机、床边 X 线机及超声设备等。

3. 治疗设备　输液泵、注射泵、呼吸机、除颤仪、临时心脏起搏器、主动脉内球囊反驳装置、血液净化装置、麻醉机、物理排痰装置、电子升降温设备及体外膜氧合器等。

（五）ICU 的基本功能

综合 ICU 应具备以下功能：

（1）心肺复苏能力。
（2）呼吸道管理及氧疗能力。
（3）持续生命体征监测和有创血流动力学监测的能力。
（4）紧急心脏临时起搏能力。
（5）对各种检验结果做出快速反应的能力。
（6）对各个脏器功能较长时间的支持能力。
（7）进行全肠道外静脉营养支持的能力。
（8）熟练地掌握各种监测技术和操作技术。
（9）在患者转运过程中有生命支持的能力。

二、ICU 模式

根据 ICU 的功能和收治对象的特点，ICU 分为综合 ICU、专科 ICU 和部分综合 ICU。

1. 综合 ICU　综合 ICU 是一个独立的一级临床业务科室，受院部直接管辖，以处理多学科危重患者为主要工作内容，其重症监护能力代表全院最高水平。

2. **专科 ICU**　专科 ICU 一般由临床一级或二级科室设立，专门收治某个专科危重患者，多归属某个专业科室管理，对抢救本专业的急危重患者有较丰富的经验，如心内科 ICU（CCU）、呼吸科 ICU（RICU）。

3. **部分综合 ICU**　部分综合 ICU 是由医院内较大的一级临床科室为基础组成的 ICU，主要收治各专科或手术后危重患者，介于专科 ICU 与综合 ICU 之间，如外科 ICU、内科 ICU、麻醉科 ICU。

三、ICU 的收治对象与收治程序

（一）ICU 的收治对象

ICU 收治患者的范围包括：①急性、可逆、危及生命的器官或系统功能衰竭，经过重症监护和治疗短期内有望得到恢复的患者；②存在各种高危因素，具有潜在生命危险，经过重症监护和治疗可降低死亡危险的患者；③慢性器官或系统功能不全急性加重且危及生命，经重症监护和治疗有可能恢复到原有或接近原有状态的患者；④重大突发公共卫生事件的重症患者；⑤其他适合在重症医学科进行监护和诊疗的患者。慢性消耗性疾病及肿瘤的终末状态、不可逆性疾病和通过重症监护不能好转的患者，一般不是 ICU 的收治范围。

ICU 主要收治的患者包括：①创伤、休克、感染等引起多系统器官功能衰竭患者；②心肺脑复苏术后需对其功能进行较长时间支持的患者；③严重的多发性复合伤患者；④物理、化学因素导致危急重症，如中毒、溺水、触电、虫蛇咬伤和中暑患者；⑤有严重并发症的心肌梗死、严重的心律失常、急性心力衰竭、不稳定型心绞痛患者；⑥各种术后重症患者或者年龄较大，术后有可能发生意外的高危患者；⑦严重水、电解质、渗透压和酸碱失衡患者；⑧严重的代谢障碍性疾病，如甲状腺、肾上腺和垂体等内分泌危象患者；⑨各种原因所致大出血、昏迷、抽搐及各系统器官功能不全患者；⑩脏器移植术后患者。

（二）ICU 的收治程序

ICU 患者通常从急诊科、手术室或院内的其他科室转入。重症患者转入 ICU 前必须由 ICU 医师会诊后方可转入。ICU 护理人员要了解患者的诊断、治疗、病情发展情况及转入目的，并做好相应的准备。转入时一般由原科室医师、护士或家属陪同。患者转入 ICU 具体流程如下：

1. **准备床单位与设备**　根据病情准备床单位，包括床位的选择与具体床单位的准备，如一次性治疗单铺设的位置、引流瓶种类的选择。吸氧及负压吸引装置、呼吸机、监护仪等设备。

2. **接待患者**　患者进入 ICU 后，协助将患者搬至病床，并进行交接，包括意识状态、瞳孔大小及对光反射、肢体活动情况、基本生命体征、皮肤情况、各种引流管、液体通路及输入液体种类等。更换患者住院服装，连接监护设备并安置患者于合适卧位。如遇紧急抢救患者，在呼叫医师的同时，给予紧急抢救措施。

3. **通知医师、执行医嘱**　患者入病室后即刻通知床位医师，迅速实施各种监测和治疗，积极配合抢救。

4. **询问病史、护理体检**　向患者或其家属询问病史，了解患者的具体发病与诊治情况，并进行初步的护理查体，完成护理病史的记录。对于清醒患者，做好心理护理，取得患者的配合。

5. **交代病情**　向家属下病危通知书，与家属沟通，介绍 ICU 探视制度，取得家属的理解与合作。

四、ICU 的管理

（一）ICU 人员管理

1. **组织领导管理**　ICU 实行院长领导下的科主任负责制，科主任负责科内全面工作，定期

查房，组织会诊和主持抢救任务。医师的配置采取固定编制与轮科、进修医师相结合。护士长负责监护室的管理工作，包括安排护理人员工作、检查护理工作质量、监督医嘱执行情况及护理文书书写情况等。

2. 规章制度管理　除执行各级政府和卫生管理部门的法律法规、医疗核心制度外，ICU还需建立健全各项规章制度，包括医疗、护理质量控制制度，ICU诊疗及护理操作常规，患者转入、转出ICU制度，抗生素使用制度，血液与血液制品使用制度，抢救设备使用及管理制度，特殊药品管理制度，ICU医院感染防控制度，医疗、护理不良事件防范与报告制度，危重症会诊制度，探视制度，教学、培训和考核制度等。

3. ICU护士的素质要求　ICU收治的患者是多学科的患者，病情危重，变化快而复杂，需要现代化设备进行监护和治疗，同时，随着人们对医疗服务质量和维权意识的不断提高，对ICU的护士提出了更高的素质要求，包括具有高度的责任心和高尚的职业道德及无私奉献的精神，具有敏锐的观察力和快速反应能力，能够掌握重症监护的专业技术，具有扎实的多学科医疗护理知识和经验，具有良好的沟通与团队合作能力及较强的慎独职业精神。

（二）ICU设备管理

ICU内仪器、设备较多，有条件的ICU可以设置专门的仪器室，便于设备的存放和维护。应建立设备管理制度，抢救器械和药品应有专人负责，定数量、定位置、定时检查维修，确保应急使用。抢救仪器不准外借，使用后及时登记、及时清洁消毒并做好交接工作。ICU的每一位工作人员均应熟悉各种仪器的性能，熟练掌握操作方法。

（三）ICU感染管理

ICU医院感染发生率高、病死率高。20%以上的医院感染发生在ICU。ICU患者常见相关性感染包括呼吸机相关性肺炎、导管相关血流感染、导管相关泌尿系感染以及多重耐药菌感染。患者感染的主要原因：①危重患者基础疾病多，病情复杂，自身抵抗力弱；②一些侵入性操作，如气管切开、静脉置管、留置导尿等破坏了机体天然屏障，在机体内居住的正常菌群可成为条件致病菌造成感染；③广谱抗生素的大量使用，导致耐甲氧西林金黄色葡萄球菌、耐万古霉素肠球菌、多重耐药鲍曼不动杆菌等耐药菌感染增加；④环境清洁消毒不到位，布局不当，患者未分区安置；⑤工作人员无菌观念不强、人员流动性大、人力配置不足等。因此，预防和控制ICU医院感染，是ICU管理的重点。

1. 医务人员管理

（1）配备足够数量，接受过消毒隔离、常见医院感染预防与控制等基本知识培训的医务人员。

（2）医务人员团队应相对固定，尽量减少出入ICU的人员。

（3）进入工作区要更换专用工作服、鞋，戴帽子和口罩，洗手。因事外出需更衣，更换外出鞋。

（4）护理特殊患者，如多重耐药菌感染或携带患者、感染性疾病患者，应做好个人防护，穿隔离衣、戴护目镜、使用防护面罩等。医护人员疑有呼吸道感染、腹泻等可传播的感染性疾病时，应避免接触患者。医务人员不可同时照护正压、负压病房内的患者。

（5）严格执行无菌操作，注意手卫生，保证患者创面、穿刺和插管部位无菌。

2. 患者管理

（1）设置隔离病房，将感染、疑似感染与非感染患者分区安置。

（2）经接触、飞沫和空气传播的感染患者，将患者安置在单独病室。

（3）经空气传播的感染患者应收治在单间负压病室；条件受限时，单间普通病室与病区走廊之间应有缓冲间。

（4）接受器官移植等免疫功能明显受损的患者，应安置于正压病房。

（5）合理使用抗生素，应根据细菌培养及药敏试验结果合理选择抗生素。

3. 探视管理

（1）限制探视时间，一般不超过1小时，尽量减少不必要的探视。探视者疑患有可传播的感染性疾病时应谢绝探视。

（2）探视者进入ICU前应穿隔离衣、戴口罩和穿鞋套。探视期间尽量避免触摸患者及周围物体表面。

（3）应指导探视人员探视前后洗手或卫生手消毒，必要时根据疾病的传播途径指导采取额外的防护措施。

4. 环境及物品管理

（1）定时开窗通风或机械通风，保持空气清新、无异味。每日进行空气消毒，每个月进行空气培养并记录。

（2）地面湿式清扫，分区使用，用后集中清洁，干燥保存。定期对仪器、设备、病床、台面、桌面、物品等进行擦拭消毒。多重耐药菌感染物体表面使用2000 mg/L有效氯消毒液清洁消毒，医疗仪器及设备专人专用。

（3）患者出院、转出、死亡后随即对床单位进行终末消毒。

第二节　重症监护技术

案例导入 4-1

患者，男性，37岁，春节与朋友聚会，回家后突发左上腹痛5小时，恶心、呕吐2小时，以"急性胰腺炎"收入普外科病房。入院后进行禁食、胃肠减压、补液、抗感染、抑制胰液分泌等一系列治疗后，患者症状改善不明显。入院2小时后，患者出现呼吸困难进行性加重，经高流量面罩吸氧后症状无改善。考虑"急性重症胰腺炎，急性呼吸窘迫综合征"，给予气管插管呼吸机支持治疗，转入ICU病房。

问题与思考：

作为ICU病房的护理人员，对该患者应进行哪些呼吸系统监测？

一、血流动力学监测

血流动力学监测是指对循环系统中血液运动的规律进行定量、连续、动态的测量和分析，为危重患者提供诊断资料，反映患者的治疗效果，从而使患者得到及时、正确、合理的救治。无创血流动力学监测是应用非机械性损伤的设备和方法，经皮肤或黏膜等途径，间接取得有关心血管功能的各项参数，如无创血压（noninvasive blood pressure，NIBP）监测、超声心动图监测、超声心排血量监测。其特点是安全、操作简单、可重复、无或很少发生并发症，但影响因素较多，监测结果有时不准确。有创血流动力学监测是经体表插入各种导管或监测探头到心脏和（或）血管腔内，精准测定各项生理参数，如中心静脉压（central venous pressure，CVP）、肺动脉压、心排血量。其特点是数据可靠，可连续、多次、重复监测，但可能发生一些严重的并发症，故临床选用时应严格掌握适应证。

（一）心率监测

1. 正常值　正常成人安静时的心率（heart rate，HR）应在60～100次/分，随着年龄的增长而变化。小儿心率较快，老年人心率较慢，同时心率还受性别、运动、情绪、药物及各种病理情况的影响。

2. 监测方法　心率监测一般采取触摸桡动脉搏动、心前区听诊、生命体征监测仪、心电图监测等方法，其中心电图监测较为准确，当对采用其他方法测定的心率结果有怀疑时，应积极进行心电图监测。

3. 心率监测的临床意义

（1）判断心排血量：心率对心排血量的影响很大。在一定范围内，随着心率的增加，心排血量会增加。心排血量（cardiac output，CO）= 每搏输出量（stroke volume，SV）× 心率（HR）。当心率过快（> 160 次 / 分）或过慢（< 50 次 / 分）时，心排血量都会减少。进行性心率减慢是心脏停搏的前奏。

（2）判断休克：失血性休克时，心率的改变最为敏感，心率增快多在血压降低之前发生。故严密监测心率的动态改变，对早期发现休克极为重要。休克指数 = 心率 / 收缩压。休克指数 = 0.5 表示无休克；休克指数 =1.0 ～ 1.5 表示休克；休克指数 > 2.0 为严重休克。

（3）估计心肌氧耗量：心肌氧耗量（MVO_2）与心率的关系极为密切。心率的快慢与 MVO_2 大小呈正相关。心率与收缩压的乘积（Rpp）反映了心肌氧耗量情况，Rpp = 收缩压 × 心率。正常值 Rpp < 12 000。若 Rpp > 12 000，提示心肌氧耗量增加。

（二）动脉压监测

动脉压能直接反映心脏后负荷、心肌作功与耗氧及周围循环血容量，是血流动力学的重要指标之一。在安静状态下，正常成人的血压范围是 90 ～ 140/60 ～ 90 mmHg，脉压为 30 ～ 40 mmHg。

1. 影响血压的因素　动脉压存在个体、性别和年龄的差异。影响动脉压（arterial blood pressure，ABP）的因素包括心排血量、循环血容量、周围血管阻力、血管壁的弹性和血液黏滞度 5 个方面。

2. 监测方法

（1）无创血压监测：包括自动无创伤性测压和自动连续测压法。自动无创伤性测压是目前临床应用最广泛的一种动脉压监测方法。它是一种采用无创袖带震荡技术的血压监测法，在袖带充气达到一定压力值后，全面阻止血管内动脉血流，利用肱动脉血管壁的振动在袖带中产生一种气体震荡波，通过计算得出相应的收缩压与舒张压，能自动、定时显示收缩压、舒张压、平均动脉压和脉率，但不能反映每一心动周期血压的变化，且易受外界环境的影响。自动连续测压法是一种利用生物光电技术的血压监测方法，主要通过红外线、微型压力换能器或光度测量传感器等实现对瞬时血压的测量，可以反映每个心动周期动脉压的变化。

（2）有创血压监测：是 ICU 常用的有创监测血压的方法，适用于各种血流动力学情况不稳定的患者，以指导治疗方案的制定和及时评价治疗效果，是血压监测的金标准。测量原理是将动脉导管置入动脉内，通过压力测量仪进行实时的动脉内测压，能准确地反映每个心动周期的收缩压、舒张压和平均动脉压的变化数值与波形。常选用的测压穿刺血管为桡动脉、股动脉、肱动脉及足背动脉等，一般首选桡动脉，其次为股动脉。

3. 血压监测的临床意义

（1）收缩压（systolic blood pressure，SBP）：收缩压的重要性在于克服各脏器的临界关闭压，保证脏器的供血。如肾的临界关闭压为 70 mmHg（9.33 kPa），当收缩压低于此值时，肾小球滤过率减少，患者将出现少尿。

（2）舒张压（diastolic blood pressure，DBP）：舒张压的重要性在于维持冠状动脉灌注压（coronary perfusion pressure，CPP），CPP 等于 DBP 和左心室舒张末压（left ventricular end diastolic pressure，LVEDP）的差值，因此，如舒张压过低则无法保证充足的心肌血供。

（3）平均动脉压（mean arterial pressure，MAP）：MAP=DBP+1/3 脉压，正常值为 60～100 mmHg。MAP 与心排血量和体循环血管阻力有关，是反映脏器组织灌注情况的指标，若平均动脉压低于 60 mmHg，说明心排血量不足。

（三）心排血量监测

心排血量（cardiac output，CO）指一侧心室每分钟射出的血量，是反映心脏泵血功能的重要指标，通过 CO 测定及计算心血管各项参数，可以判断心脏功能，协助诊断低排综合征，同时指导补液与药物治疗。

1. 监测方法　临床上测量心排血量的方法有无创法和有创法。无创法包括心肌阻抗心动图和多普勒超声检查。有创法临床常用温度热稀释法监测。温度热稀释法是常用的测量 CO 的方法，是目前临床判断心功能的金标准，有易操作、可重复测量等优点。它是用 10 ml 室温盐水或冰盐水作为指示剂经肺动脉导管注入右心房，随血流进入肺动脉，由温度探头和导管端热敏电阻分别测出指示剂在右心房和肺动脉的温度差及传导时间，经心排血量计算机描记出时间 - 温度曲线面积，按公式自动计算出心排血量，显示并记录其数字及波形。同时，可从 CO、平均动脉压、肺动脉压（pulmonary artery pressure，PAP）等计算出体循环血管阻力（systemic vascular resistance，SVR）和肺血管阻力（pulmonary vascular resistance，PVR）。

2. 临床意义　心排血量正常值为 4～8 L/min，其受心肌收缩性、前负荷、后负荷及心率等因素的影响。CO 升高常见于贫血、甲状腺功能亢进、体循环动静脉瘘、部分肺源性心脏病等；CO 下降常见于心功能不全、脱水、失血、休克等原因引起的回心血量减少。

测量 CO 及计算心血管各项参数，能够精准、动态地反映心脏前负荷、后负荷和血管阻力，便于临床客观掌握心肺功能及容量情况，准确指导液体复苏，有助于心衰及低心排血量的诊断、治疗及预后估计。

（四）中心静脉压监测

中心静脉压（central venous pressure，CVP）是指胸腔内上、下腔静脉的压力，由右心室充盈压、静脉内血容量、静脉收缩压和张力、静脉毛细血管压等组成，是评估右心室前负荷及右心功能的重要指标，与静脉张力和右心功能有关，不能反映左心功能。

1. 临床意义　CVP 正常值为 5～12 cmH$_2$O。CVP < 5 cmH$_2$O，提示右心房充盈不佳或血容量不足；CVP > 15 cmH$_2$O，提示右心功能不良或血容量超负荷，常见于右心衰、三尖瓣关闭不全、心脏压塞或补液过快及过多，应暂停输液或严格控制输液速度，并给予强心、利尿等处理。胸腹腔压力变化、血管活性药物的使用会影响中心静脉压。CVP 的持续动态监测比单次监测更具有意义。临床上判读 CVP 应结合其他血流动力学参数综合分析（表 4-1）。

表 4-1　中心静脉压（CVP）与动脉压变化的临床意义及处理原则

CVP	血压	原因	处理原则
低	低	血容量不足	充分补液
低	正常	血容量相对不足	适当补液
高	低	心功能不全或血容量相对过多	强心药、纠正酸中毒、舒张血管
高	正常	容量血管过度收缩	应用扩血管药物
正常	低	血容量不足或心功能不全	补液试验

注：补液试验是在 15 分钟内快速静脉输入 5% 葡萄糖等张盐水 250 ml，若中心静脉压升高而血压不变，提示心功能不全，应控制补液量；若血压升高而中心静脉压不变，则提示血容量不足，应增加补液量。

2. 适应证 ①各类大、中型手术，尤其是心血管、颅脑和胸部大型而复杂的手术；②各种类型的休克；③各种原因引起的血容量不足；④右心功能不全；⑤大量静脉输血、输液，或需静脉高能量营养治疗者等。

3. 注意事项 由于CVP监测为有创性操作，可能引起感染、心律失常、出血和血肿、气胸、血胸、空气栓塞、血栓形成等并发症。在操作中应注意：①确定导管插入上腔静脉或右心房；②确保压力传感器置于右心房水平；③确保静脉内导管和测压管道系统通畅（需做方波实验），管道内无凝血、空气，管道无扭曲等；④加强管理，严格执行无菌操作；⑤密切观察有无感染等并发症，做好记录。

 考点提示

监测中心静脉压（CVP）的临床意义；CVP与动脉压变化的临床意义。

（五）肺动脉楔压监测

肺动脉楔压（pulmonary arterial wedge pressure，PAWP）是指肺动脉导管（漂浮导管）在肺小动脉楔入部位所测得的压力。在心室舒张期末，肺动脉瓣到主动脉瓣之间形成一段相对密闭的血管腔，在血管阻力正常的情况下，左心室舒张末压≈肺动脉舒张压≈肺动脉楔压，故测量肺动脉楔压是评估左心前负荷和右心后负荷的指标，有助于判定左心室功能，反映血容量是否充足，从而指导临床治疗。

1. 监测方法 根据需要，可选用不同规格的肺动脉导管［斯旺-甘兹导管（Swan-Ganz catheter）］，常用的是四腔管。通过锁骨下静脉或颈内静脉穿刺，将肺动脉导管经外鞘管送入上腔静脉，再随血流到达右心房、右心室、肺动脉，依次显示RAP波形、RVP波形、PAP波形，最后充气的气囊导管可嵌入肺动脉分支，显示PAWP波形，立即放气。妥善固定肺动脉导管，拍摄床旁胸部X线片以明确导管的位置。

2. 适应证

（1）急性呼吸窘迫综合征（acute respiratory distress syndrome，ARDS）并发左心衰时，测定PAWP为最佳的诊断方法。

（2）循环功能不稳定患者，应用正性肌力药物和扩血管药时，用于指导治疗并观察治疗效果。

（3）区分心源性肺水肿和非心源性肺水肿。

3. 临床意义 PAWP正常值为6～12 mmHg。PAWP升高常见于血容量增加、左心功能不全、胸腹腔压力增加、使用血管升压药物及输液治疗时。PAWP降低常见于心功能改善后、低血容量状态、血液和体液的迅速丢失以及应用扩血管药物后。

4. 注意事项

（1）置入导管时操作宜轻柔，注意观察压力波形，随时调整位置，导管尖端应位于左心房同一水平，PAWP才能准确反映左心室舒张末压。

（2）肺动脉导管前端最佳嵌入部位应在肺动脉较大分支，气囊充气应缓慢，测量完毕尽快放气。

（3）呼吸对PAWP有影响，不论自主呼吸或机械通气，均应在呼气末测PAWP。避免影响测压结果的其他因素，如深吸气、咳嗽、呕吐、躁动或抽搐。

（4）严密观察有无并发症，如心律失常、气囊破裂、肺动脉破裂出血、感染、肺栓塞或导管打结等，发现后应及时报告医师处理。

二、心电监护

心电监护是监测心脏电活动的一种技术,也是对各种危重症患者的常规监测手段,对各种类型的心律失常、诊断心肌梗死具有独特的诊断价值。

(一)临床意义

1. 及时发现和识别心律失常　持续监测心率、心律变化可及时发现心律失常,识别心律失常性质,判断药物治疗效果。如各种有创监测和治疗、大手术、酸碱失衡和电解质代谢紊乱等均可引起心律失常。

2. 及时发现心肌缺血和心肌梗死,并反映治疗情况　通过观察心电波形变化,早发现、早诊断心肌损害和心肌缺血,极大地提高了危重症患者的抢救成功率,使急性心肌梗死的死亡率由原来30%~40%下降到15%以下。

3. 监测电解质改变　持续心电监测对早期发现低钾和低钙等电解质代谢紊乱具有重要意义。

4. 指导治疗　监测药物对心脏的影响,并作为指导用药的依据。对安装起搏器的患者,帮助判断起搏器的功能。对各种手术,尤其是心血管手术的术前、术中、术后及特殊检查(心包穿刺、内镜)、治疗(反搏、电除颤等)也需要心电监测以防并发症出现。

(二)常用心电监护仪种类

1. 心电监护系统　心电监护系统是重症监护室最常用的心电监护设备,具有实时显示、设置报警、图像冻结、储存分析等功能。心电监护系统可动态监测心电图波形、心率、呼吸、血压、血氧饱和度及体温等重要参数;并可对心率、血压、呼吸等指标设置报警上限、下限,当心率过快或血压过低时可及时发现;当发现有明显心律失常时,可冻结图像以供仔细观察和分析;患者出现病情变化时可回看储存的数据,从而把握病情的动态发展。

2. 动态心电监测仪(Holter心电图监测仪)　可进行24~48小时动态心电图监测,临床主要用于判断原因不明的心悸、胸痛、头晕及晕厥等是否与心律失常有关,无症状性心肌缺血的诊断与评估,也可用于监测起搏器的功能及观察应用抗心律失常药物的效果。

3. 遥控心电监测仪　无需导联线与心电监护仪相连,通过随身携带的发射仪器将心电信号无线传输到中心台,中心台一般可同时监测4~6名患者,遥控半径一般为30 m。

(三)心电导联连接及其选择

心电监护常用胸前综合监护导联或改良的标准导联图形进行监护。其基本原理是在胸前形成一个三角形,分别形成改良的Ⅰ、Ⅱ、Ⅲ导联,或引出单极胸导联。监护导联多采用3个粘贴式纽扣电极片,即正极、负极和接地电极,连接相应导联,并用不同颜色加以区分。其放置方法有以下几种。

1. 综合Ⅰ导联　正极放在左锁骨中点的下缘;负极放在右锁骨中点的下缘;接地电极置于剑突右侧。其心电图波形类似标准Ⅰ导联,且不影响常规心电图描记,但QRS波振幅较小。

2. 综合Ⅱ导联　正极置于左腋前线第4肋间隙;负极置于右锁骨中点的下缘;接地电极置于剑突右侧。其心电图波形近似V_5导联,心电图波幅较大,但电极脱落机会较多。

3. 综合Ⅲ导联　正极置于左锁骨中点肋弓上缘;负极置于左锁骨中点外下方;接地电极置于右侧胸大肌下方。其心电图波形近似标准Ⅲ导联。

4. CM导联　即改良胸前导联,在手术中应用不影响胸腹部切口消毒,是临床常用的监护方法,常用于识别心律失常。正极置于左腋前线第5肋间隙;负极置于胸骨柄;接地电极置于右腋前线第5肋间隙。

目前的心电监护仪可同时进行Ⅰ导联、Ⅲ导联心电图显示,胸部常需安置5枚电极(表4-2)。

在记录心电图的同时，采用阻抗法可获得呼吸曲线及呼吸频率。

表 4-2　心电监护仪导联名称和电极位置及颜色

导联名称	电极位置	颜色
RA	右锁骨中点外下方	白色
LA	左锁骨中点外下方	黑色
LL	左锁骨中线肋缘处	红色
RL	右锁骨中线肋缘处	绿色
V	取胸导联6个位置中P、QRS、T波较清晰的导联	棕色

（四）监测方法

（1）将各监护导联与监护仪连接。

（2）患者取平卧位或半卧位。

（3）暴露胸部，用纱布蘸75%乙醇清洁放置电极片部位的皮肤，待干。

（4）粘贴电极片，将电极片连接至心电导联线上。电极片贴于患者胸部正确位置，注意避开伤口、除颤部位、骨凸以及患有皮疹及皮炎处。

（5）打开电源开关，启动监护仪，进行心电监测。

（五）注意事项

（1）选择合适的监护导联放置部位，既能获得清晰的心电图波形，又不影响心脏听诊、电复律。

（2）根据患者的病情调节报警上限和下限，如出现报警，及时处理。

（3）胸壁综合导联作为心电监护，可用于观察心率、心律变化，但不能作为诊断心脏器质性病变的依据，需做12导联心电图帮助分析和诊断。

（4）经常检查电极片及导联线，避免电极片脱落、导线受压，影响心电监护。48～72小时更换电极片及粘贴部位一次，避免引起患者皮肤破损。

 考点提示

每个导联电极放置的位置。

三、呼吸系统监测

呼吸系统监测是危重症患者监护的重要内容之一。呼吸系统监测包括呼吸运动的观察，如呼吸频率、节律、深浅度；呼吸功能的测定，如肺容量测定、肺通气与换气功能测定；血氧情况监测，如血氧分压、血氧容量、血氧饱和度和动静脉血氧分压差，全面血氧监测还需要进行动脉血气分析。呼吸运动的观察已在有关课程中介绍，动脉血气分析属于有创血氧监测，将在后续的动脉血气和酸碱监测中介绍，这里主要介绍通气功能监测和无创血氧监测技术。

（一）通气功能监测

1. 肺容量监测

（1）潮气量（tidal volume，TV）：指在平静呼吸时，一次吸入或呼出的气体量。正常值成人为8～12 ml/kg，男性略大于女性。潮气量增大多见于中枢神经系统疾病或酸血症所致的过度通气；潮气量减少多见于间质性肺炎、肺纤维化、肺梗死、肺淤血等。

（2）肺活量（vital capacity，VC）：指深吸气后作深呼气所能呼出的最大气量，正常值为

30～70 ml/kg。肺活量的测定可分为一次和多次两种。正常人两者应相等。有阻塞性肺疾病的患者，则分次肺活量大于一次肺活量。临床上，VC < 15 ml/kg，即为气管插管或气管切开应用呼吸机的指征；VC ≥ 15 ml/kg 为撤掉呼吸机的指标之一。临床上任何引起肺实质损害的疾病，如胸廓活动度减低、膈肌动度减低、膈肌活动受限或肺扩张受限等，均可使肺活量降低。

（3）功能残气量（functional residual capacity，FRC）：是平静呼气后肺内所残留的气量。

2. 肺通气功能测定

（1）每分通气量（minute ventilation，MV）：是在静止状态下每分钟呼出或吸入的气体量。每分通气量是潮气量与每分钟呼吸频率的乘积。正常值为 6～8 L/min。MV > 10～12 L/min 为通气过度，MV < 3～4 L/min 为通气不足。

（2）肺泡通气量（alveolar ventilation）：符号为 $\dot{V}_A$，是在静息状态下每分钟吸入气量中能到达肺泡进行气体交换的有效通气量。$\dot{V}_A$=(TV-VD)×RR。$\dot{V}_A$ 正常值为 4.2 L/min。

（3）无效腔通气量（dead space ventilation）：以 VD 表示，即解剖无效腔与肺泡无效腔的容积之和。解剖无效腔是指口、鼻、气管和细支气管这一段呼吸道，肺泡无效腔是指肺泡中未参与气体交换的空间。正常情况下解剖无效腔与无效腔通气量基本相等，疾病时无效腔通气量可增大。VD/TV 比值可以反映通气的效率，正常值为 0.2～0.35，VD/TV 比值对正确应用呼吸机有一定的指导意义。

（二）脉搏氧饱和度监测

脉搏氧饱和度（pulse oxygen saturation，SpO_2）监测是通过动脉脉搏波动分析来测定血液在一定氧分压下氧合血红蛋白占全部血红蛋白的百分比，属于无创性监测。脉搏氧饱和度现被称为第五生命体征监测，因其与动脉血氧饱和度（SaO_2）有显著的相关性，故在临床上广泛应用。

1. 原理　血红蛋白具有光吸收的特性，但游离血红蛋白与氧合血红蛋白吸收光线的波长不同，利用分光光度计比色的原理，可测得随着动脉搏动血液中氧合血红蛋白对不同波长光线的吸收量，从而间接了解患者血氧分压的高低，以判断组织氧供情况。

2. 临床意义　脉搏氧饱和度正常值为 96%～100%。通过 SpO_2 监测，间接了解患者动脉血氧分压（PaO_2）高低，反映组织的氧供情况，常用于监测呼吸暂停、发绀和缺氧的严重程度。但一氧化碳中毒时，不能依靠监测结果来判断有无低氧血症，这是由于碳氧血红蛋白与氧合血红蛋白吸收光谱接近，导致测量结果不准确。SpO_2 < 90% 时，常提示有低氧血症。

3. 监测方法

（1）根据血氧仪型号、肢体末梢温度情况选择放置探头的合适位置。

（2）清洁局部皮肤或指（趾）甲。

（3）妥善固定探头。

（4）观察血氧饱和度和手指脉搏波的变化，一旦发现 SpO_2 过低，立即查找原因并处理。

（5）根据患者病情设置波幅及报警界限。

（6）定时变换探头位置，避免皮肤损伤。

（三）呼气末二氧化碳分压（$PetCO_2$）监测

1. 原理　利用 CO_2 能吸收波长为 4.3 μm 的红外线的特性，红外线二氧化碳测量仪发出红外线穿过呼出的气体，计算出患者呼出的 CO_2 含量。

2. 临床意义　$PetCO_2$ 正常值为 30～45 mmHg，$PetCO_2$ 的高低与动脉血二氧化碳分压（$PaCO_2$）数值相近，可反映肺通气功能状态和计算二氧化碳的产生量，也可反映循环功能和肺血流情况。$PetCO_2$ 在急诊科、ICU 和手术室广泛应用，常用于监测人工气道的位置与通畅情况、自主呼吸是否恢复、机械通气时参数设置是否合理、心肺复苏是否有效，以及心衰、哮喘、COPD、深度镇静等患者的呼吸、循环功能监测等。

> **知识链接**
>
> ### 体外膜肺氧合（ECMO）
>
> 体外膜肺氧合（extracorporeal membrane oxygenation，ECMO）主要用于对重症心肺功能衰竭患者提供持续的体外呼吸与循环，以维持患者生命。
>
> ECMO 的本质是一种改良的人工心肺机，最核心的部分是膜肺和血泵，分别起人工肺和人工心的作用。ECMO 运转时，血液从静脉引出，通过膜肺吸收氧，排出二氧化碳。经过气体交换的血，在泵的推动下可回到静脉（VV 通路），也可回到动脉（VA 通路）。前者主要用于体外呼吸支持，后者因血泵可以代替心脏的泵血功能，既可用于体外呼吸支持，又可用于心脏支持。当患者的肺功能严重受损，常规治疗无效时，ECMO 可以承担气体交换任务，使肺处于休息状态，为患者的康复获得宝贵时间。同样患者的心功能严重受损时，血泵可以代替心脏泵血功能，维持血液循环。

四、肾功能监测

（一）尿量

尿量是反映机体重要脏器血液灌注状态的敏感指标之一。尿量变化是肾功能改变最直接的指标，临床通常记录每小时及 24 小时尿量。当每小时尿量 < 30 ml 时，多为肾血流灌注不足，间接提示全身血容量不足。24 小时尿量大于 2500 ml 为多尿；24 小时尿量 < 400 ml 为少尿，表示有一定程度的肾功能损害；24 小时尿量 < 100 ml 为无尿，是肾衰竭的基础诊断依据。

（二）尿液常规检查

1. **尿外观** 尿外观主要包括血尿、血红蛋白尿、脓尿、乳糜尿和胆红素尿等。
2. **尿比重** 尿比重能够反映肾血流灌注和肾功能，成人正常值为 1.015～1.025。尿比重增高见于各种原因引起的肾灌注不足、急性肾小球肾炎、尿糖或尿蛋白含量增高等；尿比重下降见于各种原因引起的尿浓缩功能障碍，如机体水负荷增加、尿崩症、肾衰竭等。固定在 1.010 左右的低比重尿称为等张尿，多见于急性肾性肾衰竭，也见于各种肾实质损害终末期。
3. **尿生化** 尿生化检查包括尿蛋白、尿胆红素、尿糖、尿酮体等测定。

正常人的尿蛋白含量为 40～80 mg/24 h，当 24 小时尿蛋白量 < 1.0 g、1.0～3.5 g 和 > 3.5 g 时，称为轻度、中度和重度蛋白尿。蛋白尿按病因可分为肾小管性蛋白尿、肾小球性蛋白尿、混合性蛋白尿、分泌性蛋白尿和溢出性蛋白尿。在生理情况下血糖为阴性，当血糖水平超过肾小管重吸收能力时出现糖尿。在生理情况下尿酮体为阴性。

（三）肾小球功能监测

肾小球滤过率指单位时间内（一般指每分钟）两侧肾生成的滤液量，是用于衡量肾功能的重要指标，常通过测定血肌酐、血尿素氮、内生肌酐清除率来反映肾小球的滤过功能。

1. **血尿素氮（BUN）**

（1）正常值：成人正常值为 3.2～7.1 mmol/L。

（2）临床意义：血尿素氮是体内蛋白质的代谢产物，经肾小球滤过随尿液排出体外。血尿素氮增加程度与肾功能损害程度成正比，通过血尿素氮检测有助于诊断肾功能不全，尤其是对尿毒症的诊断更有价值。肾前性或肾后性因素引起的尿量显著减少或无尿时可使血尿素氮增高，体内蛋白质过度分解时也可引起血尿素氮增高。

2. 血肌酐（SCr）

（1）正常值：88.4～176.8 μmol/L。

（2）临床意义：血肌酐是摄入的肉类食物和体内肌肉组织代谢的产物，由肾小球滤过排出体外。血肌酐浓度升高反映肾小球滤过功能减退。肾功能不全时血肌酐浓度明显增高。

3. 内生肌酐清除率（Ccr）

（1）正常值：正常成人内生肌酐清除率正常值为 80～120 ml/min。

（2）临床意义：当内生肌酐清除率降低至正常值的 80% 以下时，提示肾小球滤过功能已有减退。如内生肌酐清除率降至 51～70 ml/min，为轻度损伤；降至 31～50 ml/min，为中度损伤；降至 30 ml/min，为重度损伤。多数急性和慢性肾小球肾炎患者皆可有内生肌酐清除率降低。

（四）肾小管功能测定

肾小管具有重吸收、分泌与排泄功能。常通过测定尿比重、尿渗透压和尿浓缩稀释试验等来反映患者肾小管功能。

1. 尿/血渗透压比值

（1）正常值：尿渗透压 600～1000 mOsm/L，血浆渗透压 280～310 mOsm/L，尿/血浆渗透压比值为 2.50±0.8。

（2）临床意义：此比值是反映肾小管浓缩功能的指标。功能性肾衰竭时，尿渗透压大于正常。急性肾衰竭时，尿渗透压接近血浆渗透压，两者比值 < 1.1。

2. 尿比重

（1）正常值：成人正常值为 1.015～1.025。

（2）临床意义：尿比重能够反映肾血流灌注和肾功能。临床常结合 24 小时尿量综合判断和分析患者的血容量及肾的浓缩功能。尿比重增高见于各种原因引起的肾灌注不足、急性肾小球肾炎、尿糖或尿蛋白含量增高等；尿比重下降见于各种原因引起的尿浓缩功能障碍，如机体水负荷增加、尿崩症、肾衰竭。固定在 1.010 左右的低比重尿称为等张尿，多见于急性肾性肾衰竭，也见于各种肾实质损害终末期。

3. 尿浓缩稀释试验　目前常采用简化或改良的尿浓缩稀释试验。方法为：在试验的 24 小时内，患者保持日常的饮食和生活习惯，晨 8 时排弃尿液，自晨 8 时至晚 8 时每 2 小时留尿一次，晚 8 时至次晨 8 时留尿一次，分别测定各次尿量和尿比重。

（1）正常值：昼尿量与夜尿量之比为（3～4）∶1；夜间 12 小时尿量应少于 750 ml。最高的一次尿比重应在 1.020 以上；最高尿比重与最低尿比重之差应 > 0.009。

（2）临床意义：尿浓缩稀释试验主要用于监测肾小管的重吸收功能。夜尿量超过 750 ml 常为肾功能不全的早期表现。尿比重 > 1.025 为高比重尿，提示尿液浓缩，肾本身功能尚好；尿比重 < 1.010 为低比重尿，提示肾浓缩功能降低，见于肾功能不全恢复期、尿崩症、利尿药治疗后、慢性肾炎及肾小管浓缩功能障碍等情况。

五、脑功能监测

脑功能监测能反映颅脑损伤的严重程度，尤其对于昏迷患者，对早期诊断颅内血肿，鉴别原发与继发脑干损伤，有效地治疗颅内高压和判定预后等具有重要的临床意义。

（一）颅内压监测

颅内压（intracranial pressure，ICP）是指颅内容物（脑组织、脑脊液、血液）对颅腔壁产生的压力。持续 ICP 监测，是观察颅脑危重症患者病情变化，指导临床治疗与预后判断的一项重要指标。

1. 测压方法

（1）脑室内测压：在无菌条件下经颅骨钻孔后，将硅胶导管插入侧脑室，经三通管连接压力传感器，再接上监护仪即可进行ICP监测。测量结果准确，可取脑脊液进行检查或注入药物。

（2）硬膜外测压：将压力传感器放置于硬膜与颅骨之间进行ICP监测。此法保持了硬膜的完整性，感染较少，可长期监测。通常此法测压的结果较脑室内测压略高2～3 mmHg。

（3）光导纤维颅内压监测：是一种比较先进的监测方法。颅骨钻孔后，将传感器探头以水平位插入2 cm，放入硬脑膜外，此法操作简单，可连续监测，活动时对压力影响不大，常被采用。

（4）硬膜下测压：将测压管或微型传感器放置于蛛网膜下腔进行测压。此法可在多处进行测压，不穿透脑组织，但硬脑膜开放，增加了感染概率，且测压结果易受多种因素影响。

2. 颅内压正常值及分级　正常成人平卧时ICP为10～15 mmHg。一般将颅内压升高分成三级：ICP 15～20 mmHg为轻度增高；ICP 21～40 mmHg为中度增高；ICP＞40 mmHg为重度增高。

3. 影响颅内压的因素

（1）$PaCO_2$：脑血管反应不受CO_2直接影响，而是通过改变脑血管周围细胞外液与细胞外液pH而引起。$PaCO_2$下降时，pH升高，脑血流量减少，颅内压下降。$PaCO_2$增高时，pH下降，脑血流量和脑容量增加，颅内压增高。脑外科手术时，如用过度通气方式降低$PaCO_2$，使脑血管收缩，脑血流量减少，颅内压降低。但若$PaCO_2$过低，致使脑血流量过少，则可引起脑缺血、缺氧，导致脑水肿，其损害加重。

（2）PaO_2：PaO_2低于50 mmHg时，脑血流量明显增加，颅内压增高。当低氧血症持续时间较长，形成脑水肿时，即使PaO_2提高至正常水平，颅内压也不易恢复正常。PaO_2增高时，脑血流量及颅内压均下降。

（3）CVP：CVP升高对颅内压有直接影响，CVP升高，静脉回流障碍，颅内压升高；反之，CVP降低，颅内压也降低。

（4）其他：气管插管、咳嗽、打喷嚏、颈静脉受压使颅内压升高；体温每降低1 ℃，颅内压可下降5.5%～6.7%；使脑血流量增加的药物可导致颅内压升高；渗透性利尿药使脑细胞脱水，可起到降低颅内压的作用；颅内压还与血压有关，颅内压会随着血压的升高而升高。

（二）脑电图监测

脑电图是通过脑电图记录仪将脑部产生的自发性生物电流放大100万倍后获得的相应图形，记录后分析脑电活动的频率、振幅、波形变化，从而了解大脑的功能和状态。脑电图对大脑缺血、缺氧非常敏感，早期即可显示出相应波形变化，对了解脑缺血、缺氧情况具有重要意义。目前脑电图监测常用于癫痫的诊断、昏迷患者病情判断及预后、麻醉监测、复苏后脑功能恢复和预后以及脑死亡等方面的判断。

（三）脑血流量监测

脑是机体代谢较旺盛的器官之一，脑的重量仅为体重的2%，脑血流量却占心排血量的15%，脑的耗氧量占全身耗氧量的20%～25%。脑功能需要依赖足够的血供才能维持，一旦脑血氧供给障碍或血流中断，脑功能就难以维持而发生一系列病理生理变化，甚至发生脑死亡。通过脑血流量监测，可以反映脑的功能状态。目前常用的脑血流量测定装置主要有脑电阻、多普勒血流测定仪、经颅多普勒超声、激光多普勒流量计、正电子发射断层扫描及同位素清除法等。

（四）脑氧供需平衡监测

颅内压、脑电图、脑血流量等的监测可间接反映脑的氧供情况，而脑氧供需平衡监测能更为直接地反映脑的供氧情况。主要是进行脑氧饱和度测定，监测方法有以下两种。

（1）颈内静脉血氧饱和度监测：它主要反映整个脑组织的氧供需平衡情况。

（2）近红外光谱脑氧饱和度仪监测：主要反映局部脑组织氧供需平衡情况。

六、动脉血气和酸碱度监测

动脉血气分析是客观反映患者的氧合、通气、酸碱平衡状况，以及肺、肾和其他脏器功能指标。其原理是血气分析仪利用电极对血液中的 CO_2、O_2 和 pH 直接测定，根据测定结果及血红蛋白值计算出有关氧代谢及酸碱平衡的一系列指标。血气分析已成为危重病抢救过程中常规的监测手段。

1. 血液酸碱度　血液酸碱度（pH）可以反映体内血液酸碱平衡的综合情况。

（1）正常值：动脉血液 pH 为 7.35～7.45。静脉血液比动脉血液 pH 低 0.03。

（2）临床意义：pH < 7.35 为失代偿性酸中毒或酸血症。pH > 7.45 为失代偿性碱中毒或碱血症。人体能耐受的最低 pH 为 6.90，最高 pH 为 7.70。pH 的抢救范围为 6.80～7.80。

2. 动脉血二氧化碳分压　动脉血二氧化碳分压（$PaCO_2$）是指动脉血液中物理溶解 CO_2 所产生的张力。

（1）正常值：35～45 mmHg。

（2）临床意义：$PaCO_2$ 是反映呼吸性酸碱平衡紊乱的重要指标。若 $PaCO_2$ < 35 mmHg，提示肺通气过度，CO_2 排出过多，见于呼吸性碱中毒或代偿后的代谢性酸中毒；若 $PaCO_2$ > 45 mmHg，提示肺通气不足，有二氧化碳潴留，见于呼吸性酸中毒或代偿后的代谢性碱中毒。$PaCO_2$ > 50 mmHg 且 PaO_2 < 60 mmHg 为 II 型呼吸衰竭。

3. 动脉血氧分压　动脉血氧分压（PaO_2）是指动脉血液中物理溶解氧分子所产生的张力。

（1）正常值：PaO_2 正常值为 80～100 mmHg。PaO_2 随年龄的增长而降低，但最低不应低于 70 mmHg。

（2）临床意义：①PaO_2 是衡量机体缺氧及程度的重要指标，一般 PaO_2 < 60 mmHg 可诊断为低氧血症。②PaO_2 可诊断呼吸衰竭。③PaO_2 是诊断酸碱失衡的间接指标。

4. 动脉血氧饱和度　动脉血氧饱和度（SaO_2）是指动脉血中 O_2 与 Hb 结合的比例。

（1）正常值：96%～100%。

（2）临床意义：SaO_2 与 Hb 的多少无关，而与 PaO_2 高低、Hb 与氧的亲和力有关。PaO_2 越高，SaO_2 越高。多数情况下 SaO_2 也作为判断低氧血症的客观指标。

5. 动脉血氧含量（CaO_2）

（1）正常值：16～20 ml/dl。

（2）临床意义：CaO_2 受 PaO_2 与 Hb 的质和量的影响，故呼吸、血液、循环对其都有影响。CaO_2 与 Hb 成正比，贫血时 CaO_2 下降；红细胞增多，CaO_2 增高。肺功能受损时，CaO_2 下降；心功能受损时，CaO_2 下降。

6. 实际 HCO_3^-（AB）　实际测得的动脉血液中 HCO_3^- 含量，也有以 HCO_3^- 表示。

（1）正常值：25 ± 3 mmol/L。

（2）临床意义：AB 受代谢和呼吸因素的双重影响。AB 下降为代谢性酸中毒或呼吸性碱中毒代偿；AB 增高为代谢性碱中毒或呼吸性酸中毒代偿；AB 正常，机体不一定为正常，如呼吸性酸中毒＋代谢性酸中毒，应具体分析。

7. 标准 HCO_3^-（SB）　取全血在标准状态下（$PaCO_2$ 为 40 mmHg，温度为 37 ℃，血红蛋

白100%饱和）测得动脉血液中 HCO_3^- 的含量为标准 HCO_3^-。

（1）正常值：25±3 mmol/L。

（2）临床意义：正常情况下 AB=SB，AB-SB=呼吸因素。若 AB-SB 为正值，为高碳酸血症，为二氧化碳潴留。若 AB-SB 为负值，为低碳酸血症，为 CO_2 呼出过多。

8. 碱剩余　碱剩余（BE）是在标准状态下（条件同SB），将每升动脉血液的 pH 滴定到 7.40 时所用的酸或碱的每升毫摩尔数。

（1）正常值：±3 mmol/L，平均为0。

（2）临床意义：BE 的正值增大，表示代谢性碱中毒；BE 的负值增大，表示代谢性酸中毒。

9. 血浆阴离子间隙　血浆阴离子间隙（AG）是血浆中未测定的阴离子（UA）和未测定阳离子（UC）之差。

（1）正常值：12±2 mmol/L。

（2）临床意义：AG 可增高也可降低，但增高意义较大，多以 AG > 16 mmol/L 作为判断有无 AG 增高型代谢性酸中毒的标准。

10. 二氧化碳总量（TCO_2）

（1）正常值：24～32 mmol/L。

（2）临床意义：TCO_2 是重要的碱性指标，主要代表 HCO_3^- 的含量。TCO_2 < 24 mmol/L 提示酸中毒，TCO_2 > 32 mmol/L 提示碱中毒。

自测题

一、选择题

1. 在做有创血压检测时，以下最常用的动脉穿刺部位是
   A. 桡动脉　　　　　　　B. 肱动脉　　　　　　　C. 足背动脉
   D. 腋动脉　　　　　　　E. 股动脉

2. 临床上，提示有低氧血症时，血氧饱和度低于
   A. 100%　　　　　　　　B. 96%　　　　　　　　C. 90%
   D. 80%　　　　　　　　 E. 60%

3. 危重症患者的医院感染常见的部位是
   A. 呼吸道　　　　　　　B. 消化道　　　　　　　C. 皮肤
   D. 血液　　　　　　　　E. 脑组织

4. 关于 ICU 医院感染的控制，以下描述错误的是
   A. 医护人员接触患者前后要严格正确洗手
   B. 地面、室内设施每日消毒处理2次
   C. 一次性医疗用品使用后作消毒毁形处理
   D. 进入体内的器械应达到消毒要求
   E. 护士患有感冒时应暂停工作

5. 重症监护患者的最主要来源是
   A. 急救中心　　　　　　B. 下属医院　　　　　　C. 医院协作单位
   D. 本院辅助科室　　　　E. 本院外科、内科和急诊科等

二、简答题

1. 简述中心静脉压监测的临床意义。
2. 简述心电监护的临床意义。

（蒋争艳）

第五章数字资源

第五章 心肺脑复苏

学习目标

1. 说出心搏骤停、心肺脑复苏、基础生命支持的概念。
2. 简述心搏骤停的原因、临床表现及心电图类型。
3. 能够熟练进行心肺复苏。
4. 通过本章内容的学习,树立时间就是生命的意识,具备救死扶伤的观念和团队合作精神。

案例导入 5-1

春天的一个上午,在某学校的运动场上,学校田径运动会正在紧张有序地进行。男子 1500 米的决赛冠军即将产生,一名冲刺的男生在距离终点大约 50 米突然摔倒在地,面色苍白,剧烈抽搐,不省人事,叹息样呼吸。

问题与思考:
1. 请判断该同学可能出现了什么情况?
2. 如果你在现场,应如何救护该同学?

第一节 概 述

心肺脑复苏是指对心搏骤停的患者采取使其尽快恢复自主循环和自主呼吸,并尽早加强脑保护措施的紧急医疗救治措施,包括胸外心脏按压、人工呼吸、脑复苏 3 个主要环节。心搏骤停的患者,复苏成功的先决条件是心脏复苏,而最终关键是脑复苏。因而,完整的复苏概念应是心肺脑复苏(cardio-pulmonary-cerebral resuscitation,CPCR)。

一、心搏骤停的原因

心搏骤停是指由于各种原因(如急性心肌缺血、电击、急性中毒)引起的心脏突然停止搏动,有效泵血功能消失,导致全身组织器官严重缺血、缺氧。若不及时处理,会造成脑和全身器官组织的不可逆损害而导致死亡。一般心脏停搏 4~6 分钟,脑组织即可发生不可逆损害。因此,加强和提高医护人员心肺复苏技能,并在公众中普及心肺复苏知识,使复苏技术社会化,是提高复苏成功率的关键。

引起心搏骤停的原因分为心源性和非心源性两类。

(一)心源性原因

1. **冠状动脉粥样硬化性心脏病** 急性冠状动脉供血不足或急性心肌梗死常发生心室颤动或心室停顿,是成人猝死的主要原因。
2. **主动脉疾病** 主动脉疾病包括夹层动脉瘤破裂、主动脉瓣狭窄、主动脉发育异常(如马方综合征)等。

3. 心肌病变　急性病毒性心肌炎及原发性心肌病等常并发室性心动过速或严重房室传导阻滞，易导致心搏骤停。

（二）非心源性原因

1. 呼吸道梗阻　如气道异物、溺水导致窒息，大面积肺梗死、严重颅脑创伤等可导致呼吸停止。患者气体交换中断，心肌和全身器官组织严重缺氧可导致心搏骤停。

2. 电击或雷击　电击或雷击时可因强电流通过心脏而引起心搏骤停。另外，强电流通过头部可导致生命中枢功能障碍而引起呼吸、心搏骤停。

3. 严重的电解质代谢紊乱与酸碱失衡　体内严重低血钾、高血钾、高血钠、高血钙均可导致心搏骤停。酸中毒时细胞内的钾外移，血钾增高，心肌收缩力减弱，可发生心搏骤停。

4. 药物中毒或过敏　锑剂、洋地黄类、奎尼丁等药物的毒性反应可导致严重心律失常而引起心搏骤停。使用青霉素、链霉素及某些血清制剂发生严重过敏反应时也可导致心搏骤停。

5. 麻醉或手术意外　麻醉药物剂量过大、硬膜外麻醉药物误入蛛网膜下腔、低温麻醉时温度过低、术中大量出血、肌肉松弛药使用不当等，均可引起心搏骤停。

6. 中枢神经系统病变　如脑血管意外、颅脑损伤等影响呼吸中枢功能引起呼吸停止，导致全身细胞、组织、器官特别是心肌的严重缺氧，进而发生心搏骤停。

二、心搏骤停的类型

根据心脏活动情况及心电图表现，心搏骤停可分为以下3种类型。

1. 心室颤动　心室颤动（ventricular fibrillation，VF）简称室颤，是心搏骤停最常见的心律失常，占心搏骤停的80%。心室肌发生极不规则的快速而又不协调的颤动，心电图表现为QRS波群消失，代之以大小不等、形态各异的室颤波，频率为200～400次/分（图5-1）。若室颤波波幅高且频率快，较容易复律；若室颤波波幅低且频率慢，则复律可能性小，多为心搏骤停的先兆。心室颤动多见于急性心肌梗死早期或严重心肌缺血患者，是冠心病猝死的最常见原因，也见于心脏外科手术后，其复苏成功率高。

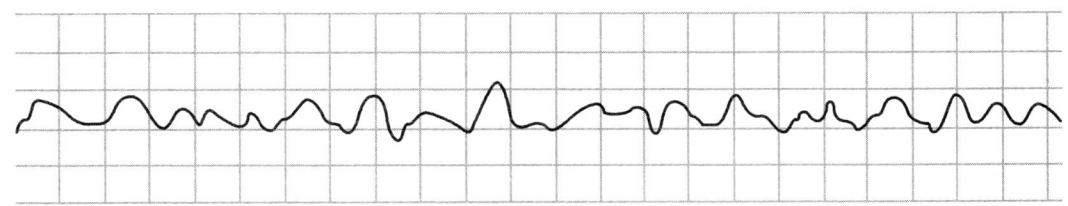

图5-1　心室颤动

2. 心室静止　心室静止又称心室停搏，指心房、心室肌完全失去电活动能力，心房、心室均无收缩活动，呈静止状态。心电图表现为一条直线，无心室波（QRS波群消失），偶见心房波（P波）。多在心搏骤停3～5分钟时出现，复苏成功率较低。心室静止多见于麻醉、外科手术、缺氧、酸中毒及休克等。

3. 心脏电机械分离　心脏电机械分离（cardiac electromechanical dissociation，EMD）又称无脉性电活动，是指心肌存在生物电活动，但无有效的心肌收缩，丧失排血功能。心电图表现为宽大畸形、振幅较低的QRS波群（图5-2），频率为20～30次/分。此型多为严重心肌损伤的后果，为死亡率极高的一种心电图表现。

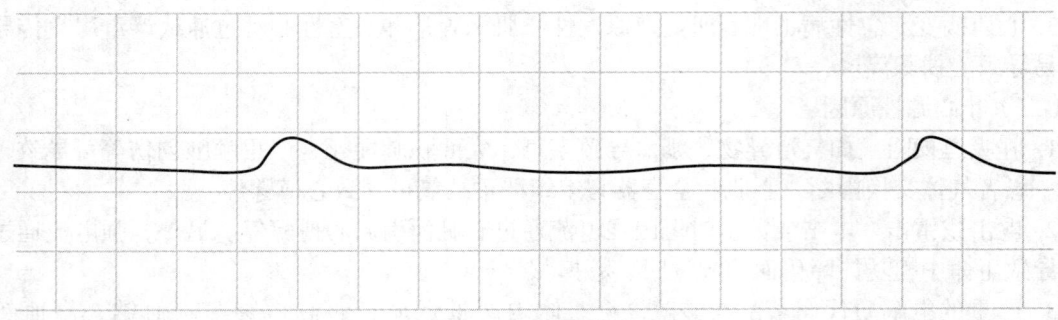

图 5-2　心脏电机械分离

三、心搏骤停的临床表现

心搏骤停后，全身组织器官严重缺血、缺氧，由于脑组织对缺氧最敏感，临床上以神经系统和循环系统的症状最为明显。具体表现如下。

（1）突然意识丧失或伴有全身抽搐。心脏停搏30秒则患者陷入昏迷状态。

（2）心音消失，大动脉搏动消失（成人以颈动脉、股动脉，幼儿以肱动脉为准），血压测不出。

（3）呼吸停止或叹息样呼吸，多发生在心脏停搏后20～30秒。

（4）双侧瞳孔散大、对光反射消失。

（5）皮肤苍白或发绀。

四、心搏骤停的诊断

最可靠而出现较早的心搏骤停临床征象是意识丧失伴大动脉搏动消失。大动脉搏动通常检查颈动脉搏动，时间不超过10秒。切勿依靠听诊器反复听心音，更不能等待测血压和心电图检查结果来判断，以免延误抢救时机。意识丧失和大动脉搏动消失即可诊断为心搏骤停，应立即进行心肺脑复苏。

 考点提示

心搏骤停最常见的类型、临床表现及最可靠的诊断依据。

第二节　心肺脑复苏

心肺脑复苏（cardio-pulmonary-cerebral resuscitation，CPCR）是通过机械、生理和药理学方法使心搏和呼吸停止患者恢复生命体征和大脑功能的急救医疗措施。完整的CPCR包括基础生命支持（basic life support，BLS）、加强生命支持（advanced life support，ALS）、延续生命支持（prolonged life support，PLS）三部分。美国心脏协会还提出"生命链"，将其作为心肺脑复苏的救护程序，院外救护包括启动应急反应系统、高质量CPR、电除颤、高级心肺复苏、心搏骤停恢复自主循环后治疗和康复6个环节。心搏骤停的患者，如果能在4分钟内进行复苏，复苏成功率为60%；8分钟开始复苏者，复苏成功率为20%；10分钟以上开始复苏，复苏成功率将为0。因此，将心搏骤停后前4分钟称为"最宝贵的抢救时间"。

一、基础生命支持

基础生命支持（BLS）又称初期复苏或现场急救，是指由专业或非专业人员（第一反应人）在事发现场对患者实施的徒手救治，以迅速建立人工呼吸和循环，其目的是尽早供给心脏、脑等重要脏器氧气，维持基础生命活动，为进一步复苏创造有利条件。归纳为初级（第一轮）C、A、B、D，即 C（circulation）——人工循环、A（airway）——开放气道、B（breathing）——人工呼吸、D（defibrillation）——电除颤。

BLS 是心肺脑复苏最初、也是最关键的方法和阶段，及时与否直接关系到心搏骤停患者的病死率、病残率。在实施 CABD 之前，需完成以下步骤：快速识别呼吸或循环停止，启动急救医疗服务体系，复苏体位的摆放。

（一）判断并启动急救医疗服务体系

1. **评估环境**　发现患者突然意识丧失，救护人员要首先确定现场环境有无威胁患者和救护人员安全的因素，如有，应及时脱离危险，再实施急救，否则尽可能不移动患者，就地抢救。

2. **判断意识**　通过"轻拍重唤"判断患者的反应，轻拍患者的双肩，凑近患者双耳边大声呼叫，观察患者有无反应。若患者有反应，慢慢睁眼或出现肢体活动等，说明患者意识存在；若患者对刺激无反应，说明患者意识丧失。若为婴儿，可通过拍捏四肢或足跟的疼痛刺激来观察婴儿有无反应。若婴儿大声啼哭，说明婴儿意识存在；若婴儿无反应，说明婴儿意识丧失。判断意识应在 10 秒以内完成。

3. **评估呼吸和循环**　用示指、中指指腹触摸患者喉结，再向旁滑行 2～3 cm，至胸锁乳突肌前缘的凹陷，稍加用力触摸颈动脉。检查时用力不可过大，时间至少达 5 秒，但不能超过 10 秒。如无搏动，即可判定为心搏骤停。非专业救护人员不需要检查脉搏。

救护人员在触摸颈动脉的同时快速判断呼吸，通过注视或观察胸部运动检查呼吸是否缺失或异常（无呼吸或叹息样呼吸），呼吸评估时间为 5～10 秒。

4. **启动急救医疗服务体系**　若患者意识丧失同时伴有颈动脉搏动消失，即可判定为心搏骤停，应立即实施 CPR。单人急救时，应先拨打"120"急救电话求助，启动急救医疗服务体系，再实施 CPR。两人以上急救时，一人立即开始 CPR，另一人拨打"120"急救电话求助，启动急救医疗服务体系。

（二）安置复苏体位

立即使患者仰卧在坚实的平面或硬板上。如患者头向下，应在呼救的同时调整患者体位，应一手托住患者颈部，另一手扶患者的肩部，沿其躯体纵轴整体翻转至仰卧位。头、颈、躯干保持在同一轴线上，双手放在躯干两侧，身体无扭曲，松解衣领及裤带，显露胸部。

（三）胸外心脏按压

胸外心脏按压又称人工循环，是指通过按压推动血液在血管内流动，使携有新鲜氧气的血液从肺部血管流向心脏，再从心脏流经动脉到全身组织，以维持重要脏器的供血、供氧。

1. **按压部位**　①成人和儿童在胸骨中下 1/3 交界处，即双乳头连线中点；②婴儿按压部位在两乳头连线之间稍下方的胸骨下半部分。

2. **按压方法**

（1）成人按压手法：救护人员站或跪于患者身旁，将一手掌根部置于按压部位，另一手掌根部叠放其上，十指相扣，手指翘起，不得接触胸壁。按压时，身体前倾，肩、肘、腕于同一轴线上，与患者身体平面垂直，以髋关节为支点，利用上半身重量垂直向下按压，随后放松，使胸廓自行复位，但掌根不能离开胸壁，以确保按压位置准确。按压与放松的时间相等。

（2）儿童按压手法：用一手或两手的掌根垂直向下按压胸骨中下 1/3 交界处。

（3）婴儿按压手法：可采用双指按压法和双拇指环绕按压法。双指按压法是将两根手指并拢，指尖平齐放在婴儿胸部中央部位，垂直向下按压。双拇指环绕按压法是将两根拇指并排放在婴儿胸部中央或拇指重叠放置，其余手指环绕婴儿的胸部，并支撑婴儿背部。

3. 按压深度　成人胸廓下陷 5～6 cm，婴儿和儿童的按压幅度至少为胸部前后径的 1/3（婴儿大约为 4 cm，儿童大约为 5 cm）。按压与放松之比为 1∶1，同时尽可能减少胸部按压中断的次数和持续时间，按压中断时间少于 10 秒。

4. 按压频率　100～120 次 / 分。

5. 按压 / 人工呼吸比　成功的胸外心脏按压应同时配合人工呼吸，成人按压 / 人工呼吸比为 30∶2，每 5 组为一个周期，时间大约为 2 分钟。婴儿和儿童单人施救时按压 / 人工呼吸比为 30∶2，双人施救时为 15∶2。

6. 注意事项　①患者体位正确，躺在坚硬的平面上，按压有效，能够产生足够的心排血量。②按压时肘部无弯曲，双肩位于双手正上方，放松时手掌不离开胸骨的按压部位，以防按压部位不准确，影响按压效果。③按压力量到位，按压深度达到标准。无冲击式按压、猛压，无肋骨骨折、气胸、血胸或内脏损伤等并发症。④按压期间密切观察患者的反应和面色，及时评价按压效果。

（四）开放气道

开放气道以保持呼吸道通畅，是进行人工呼吸的首要步骤。舌后坠和异物阻塞是造成气道梗阻的最常见原因。心搏骤停时，患者全身肌肉松弛，由于头颈部肌肉松弛，可发生舌根后坠，导致气道受阻。另外，患者口腔有呕吐物或其他异物等也可造成呼吸道阻塞。因此，在开放气道之前，先检查口鼻腔有无异物，将患者头偏向一侧，用手指清理患者口中异物或呕吐物，取下活动义齿。开放气道常用方法有仰头举颏法、仰头抬颈法、托下颌法。

1. 仰头举颏法　患者去枕平卧。救护人员一手置于患者前额，手掌用力，使患者头后仰，另一手的示指、中指置于患者颏部向上抬颏，使下颌角、耳垂连线与地面垂直（图 5-3）。应用此法时要注意：①避免压迫颏下软组织，以免压迫气道。②不能过度上举下颌，以免口腔闭合。③头部后仰的程度为下颌角、耳垂连线与地面垂直。此法适用于专业人员和非专业人员，是非专业人员可应用的唯一方法。

2. 仰头抬颈法　患者去枕平卧。救护人员一手从颈下托住颈部向上抬，另一手以小鱼际侧下按患者前额，使头后仰，气道开放（图 5-4）。颈部损伤或疑有颈部损伤者禁用该方法。

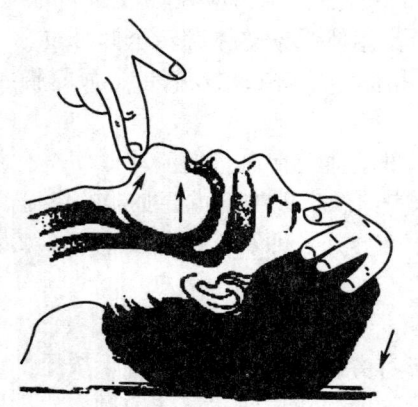

图 5-3　仰头举颏法

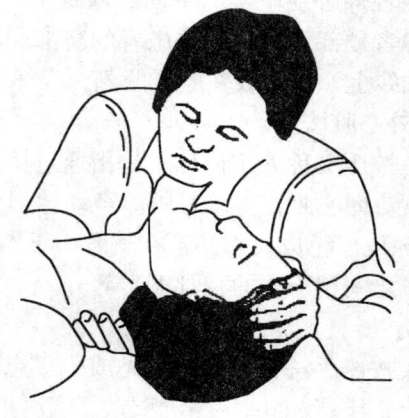

图 5-4　仰头抬颈法

（3）托下颌法：患者去枕平卧。救护人员位于患者头侧，两肘支撑在患者所躺的地（平）面上，用双手托起患者两侧下颌角，将下颌角向前、向上托起，即可打开气道，同时两拇指可将下唇下拉，使口腔通畅（图5-5）。托下颌法适用于昏迷或无自主呼吸并怀疑颈部有外伤者。此项操作技术要求高，仅供医务人员使用。

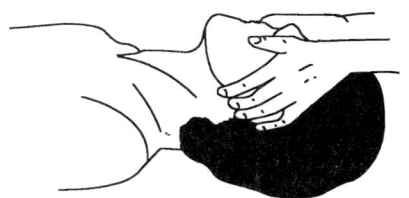

图 5-5　托下颌法

（五）人工呼吸

人工呼吸是用人工方法或机械，借外力推动肺、膈肌或胸廓的活动，使气体被动进入或排出肺，以保证机体供氧和排出二氧化碳。正确实施人工呼吸，可使患者动脉血氧分压与二氧化碳分压接近正常低值。常用的人工呼吸方法有：口对口人工呼吸法、口对鼻人工呼吸法、口对口鼻人工呼吸法。

1. 口对口人工呼吸法　口对口人工呼吸法是人工呼吸中最简便、及时、有效的方法。在保持气道开放的同时，救护人员一手置于患者前额并捏紧患者鼻孔，另一手抬起患者下颌使头后仰，然后吸一口气，张口封住患者的口唇，缓慢吹气，吹气时间为1秒，确保患者呼吸时胸部抬起。每次吹气后即放松捏鼻的手指，同时将头转向患者胸部，观察患者胸部是否下降。每次吹气量为500～600 ml，吹气频率为10～12次/分。

2. 口对鼻人工呼吸法　此法适用于口部外伤、张口困难等不能由口呼吸的患者。在保持气道开放的同时，救护人员一手将患者前额后推，另一手将患者颌部上抬，使口唇闭拢，救护人员吸一口气，用口唇包住患者鼻孔吹气，吹气后放开患者口唇使气体呼出。其余操作与口对口人工呼吸法相同。

3. 口对口鼻人工呼吸法　此法适用于婴幼儿。救护人员用口将患儿的口鼻同时包住后吹气，吹气量以胸廓抬起为宜。其余操作与口对口人工呼吸法相同。

4. 注意事项　①实施人工呼吸之前一定要清除患者口腔内异物，取出活动义齿，并用纱布或一次性人工呼吸膜盖在患者口鼻处，最好使用面罩或"S"形通气管，效果更好。②吹气不可过急、过多，胸廓隆起即可。吹气量过大可引起胃胀气。③如果患者牙关紧闭，实施口对鼻人工呼吸法时，为克服鼻腔的阻力，吹气时用力要大，时间要长。

（六）电除颤

心室颤动是心搏骤停最常见的心律失常，而终止心室颤动最有效的方法是电除颤（electric defibrillation）。心搏骤停后，有条件时应尽早实施电除颤。心室颤动发生后1分钟内电除颤的成功率最高，迟于4分钟者抢救成活率仅为4%。院内3分钟，院外5分钟电除颤。

现场救治多用体外自动除颤器（AED），AED具有心律自动分析和诊断功能。CPCR中推荐CPR与AED联合运用。救护人员在现场目击成人意识丧失后，连接电极证实为心室颤动，立即除颤1次，之后连续实施5个循环的CPR，再检查心电；目击或未目击儿童意识丧失及猝死现场，先施行5个循环CPR，以后再连接电极证实为心室颤动进行电除颤1次，除颤后应立即施行CPR。放置电极板标准位置：右胸电极板放在右侧锁骨中点下方，左胸电极板放在左侧平乳头腋中线上。

心肺复苏有效的指标：①患者恢复自主呼吸；②患者颈动脉搏动可触及；③患者面色及口唇由发绀转为红润；④患者瞳孔缩小、对光反射恢复；⑤收缩压在60 mmHg以上；⑥患者意识逐渐恢复。

 考点提示

胸外心脏按压的部位、方法、深度、频率等，心肺复苏的有效指标。

二、加强生命支持

加强生命支持（ALS）是在 BLS 的基础上，应用辅助设备、特殊技术和药物等所提供的更有效的呼吸、循环支持，以恢复自主循环或维持循环和呼吸功能的进一步支持治疗。归纳为高级（第二轮）A、B、C、D，即 A（airway）——开放气道；B（breathing）——机械通气；C（circulation）——循环支持：建立静脉输液通道及使用药物治疗；D（differential diagnosis）——寻找心搏骤停的原因。

（一）开放气道（airway，A）

1. 口咽气道　口咽气道为 J 形装置，可放置于舌上方，从而将舌和咽下部组织从咽后壁分开。口咽气道主要用于意识丧失、无咳嗽和咽反射的患者，不可用于清醒或半清醒的患者，因其可能刺激恶心和呕吐，甚至喉痉挛，或使口咽气道移位而导致气道梗阻。

2. 鼻咽气道　鼻咽气道可在鼻孔和咽之间提供气流通道，有助于应用球囊面罩装置提供足够的氧气，比口咽气道易于耐受。鼻咽气道适用于有气道堵塞或因牙关紧闭、颌面部创伤不能应用口咽气道且有气道堵塞危险的清醒或半清醒（咳嗽或咽反射正常）患者。

3. 气管插管　气管插管是建立人工气道的主要手段。它不仅能保持呼吸道通畅，还能防止误吸，便于清除气道内分泌物，可使用多种通气方式（简易人工呼吸器、麻醉机、呼吸机）以及气管内给药，因此如有条件，应尽早给患者实施气管插管。

4. 环甲膜穿刺　遇有插管困难而严重窒息的患者，可用环甲膜穿刺针或 16 号粗针头刺入环甲膜，接上 T 形管输氧，可立即缓解严重缺氧情况，为下一步气管插管或气管切开赢得时间，为完全复苏奠定基础。

5. 气管切开　需长期进行呼吸支持的患者，可切开气管前壁，插入气管套管，能保持较长期的呼吸道通畅，易于清除气道分泌物。

（二）机械通气（breathing，B）

1. 球囊面罩通气法　球囊面罩通气法也常称为简易呼吸器通气法。球囊面罩通气装置由一个球囊连接到一个面罩组成。操作方法：救护人员位于患者头侧，一般以左手中指、环指和小指托起患者下颌，拇指与示指将面罩罩于患者的口鼻（E-C 手法）。右手挤压球囊，挤压 1 L 成人球囊 1/2～2/3 量或 2 L 成人球囊 1/3 量，可提供 400～600 ml 潮气量，按压球囊频率为 8～10 次/分。

2. 机械通气　应用呼吸机加压给氧是最有效的供氧方法，可减少呼吸道无效腔，保证足够的供氧量，且呼吸机参数易于控制。呼吸机供氧应根据患者的全身情况、血气分析结果，选择合适的通气模式，调节呼吸机参数，减少通气并发症，以达到最佳效果。

（三）循环支持（circulation，C）

1. 心电、血压监测　实施 CPR 时，应及时连接心电监护仪或除颤仪等装置或心电图机进行持续心电监测，及时发现并准确辨认心律失常，以采取相应的急救措施，如心室颤动时，立即给予除颤。检测心律要迅速，如果观察到规律心律，应检查有无脉搏。如对脉搏是否存在有任何怀疑，应立即开始胸部按压。监测过程中还应注意任何心电图的表现均应与患者的临床实际情况相联系。

2. 药物治疗　使用药物可以增加心肌与脑的灌注量；纠正酸中毒和电解质失衡，治疗心律失常。

（1）给药途径：有以下几种。①静脉给药：为首选的给药途径，常选择经肘静脉插管到中心静脉给药，效果可靠，作用迅速。②气管内给药：是在无静脉通道的情况下，通过气管内给药。给药剂量为静脉给药剂量的 1～2 倍，将药物稀释于 10～20 ml 生理盐水中，注入气管导管。如果能通过干净的吸痰管等细导管将药物直接经吸痰管插入深部气管、支气管，则药物通过肺泡吸收速度更快。适用于气管内给药的药物有肾上腺素、利多卡因、阿托品、地西泮、纳洛酮等。③骨髓通路：如无法建立静脉通道，可建立骨髓通路进行给药、采集血液标本，其给药速度相当于中心静脉通道。

（2）常用药物：有以下几种。①肾上腺素：为救治心搏骤停患者的首选药物，主要作用为增加全身循环阻力，升高收缩压和舒张压，增加冠状动脉灌注和心脏血流量；能增强心肌收缩力，可使心室颤动者由细颤波转为粗颤波，提高电除颤的成功率。目前常采用肾上腺素"标准"（SED）剂量（1 mg）静脉注射，每3～5分钟可重复一次。②利多卡因：是治疗和预防心室颤动的首选药物。心肺复苏时除肾上腺素外，利多卡因是有效的药物之一，能抑制缺血心肌由折返激动所引起的室性心律失常。首次剂量50 mg静脉注射，每5～10分钟可重复给药一次，可重复4次或800～1200 mg加入500 ml液体中以1～4 mg/min的速度静脉滴注，中毒量为每小时300 mg。③阿托品：为M受体阻断药，能降低心肌迷走神经张力，加速窦房结节律，加速房室传导。用法：心搏骤停时静脉注射阿托品1 mg，3～5分钟后可重复给药一次。心动过缓或房室传导阻滞时静脉注射阿托品0.5 mg，总剂量不超过3 mg。④胺碘酮：为抗心律失常药物，为心肺复苏指南的一线药物，常用于房性、室性心律失常。首次剂量为150 mg，10分钟内静脉注射，然后按0.5 mg/min的速度持续静脉滴注6小时。必要时可重复给药150 mg。⑤碳酸氢钠：心搏骤停早期不宜过早使用。复苏初期（15～20分钟内）产生的代谢性酸中毒通过改善通气通常可得到纠正。心搏骤停时间过长时可适当补充，用药前要保证呼吸功能正常，以免引起二氧化碳潴留和继发性呼吸性酸中毒。一般根据临床情况先滴入5%碳酸氢钠100～200 ml，以后可根据动脉血气分析测定结果给予补充。

考点提示

心肺脑复苏常用药物。

（四）寻找心搏骤停的原因（differential diagnosis，D）

在救治心搏骤停患者的过程中，应尽可能迅速明确引起心搏骤停的病因，以便及时采取相应的救治措施。

三、延续生命支持

延续生命支持（PLS）又称复苏后生命支持。此阶段的重点是脑保护、脑复苏及复苏后疾病的防治，从而提高患者在复苏成功后的生活质量。归纳为高级（第三轮）A、B、C、D，即A（airway）——保证气道通畅、B（breathing）——持续机械通气、C（circulation）——维持循环功能、D（differential diagnosis）——病因及并发症的诊断。

（一）维持呼吸功能

随着自主循环的恢复，患者会表现为不同程度的呼吸功能不全，多数仍需机械通气支持。机械通气时，应监测患者的血氧饱和度、动脉血氧分压和呼气末二氧化碳分压等，根据结果选择合适的通气模式。无论机械通气或自主呼吸，均应维持$PaCO_2$在3.3～4.0 kPa（25～30 mmHg），这样可降低颅内压、减轻脑水肿。当患者自主呼吸恢复，又符合停机指征时，应选择同步间歇指令通气，以逐步撤机。

（二）维持循环功能

患者心搏恢复后，多伴有血压不稳或低血压状态，复苏后必须严密监测循环功能。包括监测ECG、动脉压、CVP及尿量，根据情况对肺毛细血管楔压（PCWP）、心排血量（CO）、外周血管阻力、胶体渗透压等进行监测，并根据监测结果选择适当的治疗方案。

（三）脑复苏

脑功能恢复是心肺复苏的最终目的。脑复苏是否成功关键是脑缺血、缺氧时间，应在心肺复苏的同时实施脑复苏，脑复苏贯穿整个复苏过程。

1. 维持血压　患者心搏骤停后，脑血流的自主调节功能丧失，而依赖于脑灌注压，所以应维持血压在正常或稍高水平，以恢复脑循环和改善周围组织灌注，同时要注意防止血压过高而加重脑水肿，防止血压过低而加重脑及其他脏器组织的缺血、缺氧，应避免收缩压低于 90 mmHg，平均动脉压低于 65 mmHg。

2. 脱水疗法　脱水治疗的目的是减轻脑水肿和降低颅内压。常用 20% 甘露醇静脉注射或快速静脉滴注，呋塞米 20 mg 静脉注射。另外，血浆和人血清蛋白能提高血浆胶体渗透压，作用温和、持久，有利于保持血容量。脱水药应在循环稳定后服用，以避免脑灌注压进一步降低。脱水期间还要注意患者的酸碱平衡、电解质平衡和肾功能的监测。

3. 降温疗法　降温可以降低脑耗氧量，从而降低脑代谢，减轻脑水肿，降低颅内压。体温每下降 1 ℃，可使代谢下降 5%～6%，降温的时间越早越好。

（1）降温时间：循环停止后的最初 5 分钟是产生脑细胞损害和脑水肿的关键性时刻。因此降温时间越早越好，心脏按压的同时可在头部使用冰帽降温。

（2）降温深度：低温能减少脑细胞耗氧量。一般应在第一个 24 小时内将患者冷却到目标温度 32～34 ℃（肛温）。

（3）持续时间：根据病情而定，一般需要 2～3 天，严重者可能需要持续 1 周以上，降温至大脑皮质功能开始恢复，即以听觉恢复为标准。复温的方法是逐渐撤离降温设备，使体温逐步恢复至 37 ℃，不可复温过快，每 24 小时将体温提升 1～2 ℃。

（4）降温方法：有物理降温和药物降温。①物理降温：除在颈部（两侧）、前额、腋下（两侧）、腹股沟（两侧）放置冰袋降温外，还必须在头部放置冰帽。②药物降温：是应用冬眠药物进行冬眠疗法。物理降温必须与药物降温同时进行，才能达到降温的目的。

 考点提示

脑复苏降温疗法。

---

4. 高压氧的应用　高压氧可提高血液和组织的氧张力，增加脑组织中血氧弥散量及有效弥散距离，对脑细胞的供氧十分有利。另外，高浓度氧对血管直接刺激，引起血管收缩、血流量减少，从而使颅内压降低，减轻脑水肿。

5. 脑复苏药物的应用

（1）冬眠药物：其应用目的是消除低温引起的寒战及解除低温时的血管痉挛，改善循环血流灌注和辅助物理降温。选用冬眠Ⅰ号（哌替啶 100 mg、异丙嗪 50 mg、氯丙嗪 50 mg）或冬眠Ⅲ号（哌替啶 100 mg、异丙嗪 50 mg、乙酰丙嗪 20 mg）分次肌内注射和静脉滴注。血压过高者应选用冬眠Ⅱ号（氯丙嗪 50 mg、异丙嗪 50 mg、二氢麦角碱 0.6 mg）。

（2）促进脑细胞代谢的药物：如 ATP、精氨酸、辅酶 A、细胞色素 C，配合使用，可促进脑细胞代谢。

（3）肾上腺皮质激素：具有降低毛细血管通透性、维持血脑屏障完整性、清除自由基、稳定细胞膜的作用，从而降低颅内压，减轻脑水肿。应常规、早期、大剂量、短期应用。

（4）其他药物：钙通道阻滞药、巴比妥类、铁离子螯合剂、氧自由基清除剂等。

（四）维持肾功能

复苏后应留置导尿，监测每小时尿量、尿比重，定时监测尿生化以及血肌酐与尿素氮的变化，禁用对肾有损害的药物。已确诊肾衰竭时，应注意调整输液的量与电解质，早期采用腹膜透析或血液透析。

（五）防治消化道应激性溃疡和出血

应激性溃疡、出血是复苏后消化道最常见的并发症，可给予胃管内抗酸药、静脉注射 H_2 受体拮抗药（如法莫替丁）加以预防。如已发生应激性溃疡、出血，注意防治休克、补充血容量，还要常规应用止血药，并排空胃内容物，用冰盐水洗胃后注入法莫替丁等抗酸药，必要时可用去甲肾上腺 8 mg 溶于 100 ml 冰盐水中做胃内注射。严重时可考虑在内镜直视下止血或手术治疗。

（六）维持水、电解质代谢及酸碱平衡

复苏后应根据生命体征、水的出入量、生化指标以及动脉血气分析结果调节输液量与液体的种类，维持水、电解质代谢和酸碱平衡，防止感染，及时纠正酸中毒。已明确高血糖对脑有害，因此输液以平衡盐溶液为主，在出现低血糖时才给葡萄糖。

（七）加强基础护理

加强基础护理，预防各种并发症。

自 测 题

一、选择题

1. 患者，女性，65岁，晨练的路上突然摔倒，意识丧失，大动脉搏动消失。此事恰巧被某护士遇到。该护士应立即采取的措施是
    A. 立即寻找患者家属
    B. 立即实施人工呼吸
    C. 立即将患者送至医院
    D. 先人工循环，再开放气道、人工呼吸
    E. 先人工呼吸、人工循环，再开放气道

2. 患者，男性，45岁。溺水后神志丧失，呼吸停止。医护人员赶到后进行了心肺复苏。判断心脏按压是否有效的主要方法是
    A. 测量血压　　　　　　B. 大声呼喊患者　　　　C. 观察患者胸部起伏
    D. 触摸患者桡动脉　　　E. 触摸患者颈动脉

3. 简单而迅速确定心搏骤停的指标是
    A. 呼吸停止　　　　　　　　　　　　B. 血压下降
    C. 瞳孔散大　　　　　　　　　　　　D. 意识消失，无大动脉搏动
    E. 呼之不应

4. 判断口对口人工呼吸法是否有效，首先观察的是
    A. 口唇发绀是否改善　　B. 瞳孔是否缩小　　　　C. 吹气时阻力的大小
    D. 患者胸廓是否起伏　　E. 剑突下隆起

5. 胸外心脏按压的位置是
    A. 剑突下　　　　　　　B. 胸骨左侧旁第4肋间隙　C. 左锁骨中线第4肋间隙
    D. 胸骨中下 1/3 交界处　E. 胸骨中上 1/3 交界处

6. 心脏性猝死最常见的原因
   A. 冠心病　　　　　B. 心肌病　　　　　C. 风心病
   D. 急性心肌炎　　　E. 先心病
7. 心搏骤停最常见的心电图类型是
   A. 心房颤动　　　　B. 心室颤动　　　　C. 心脏停搏
   D. 心脏电机械分离　E. 心房扑动
8. 患者，吴某，48 岁，冠心病病史 10 余年，因呼吸道感染，病情加重入院。住院时患者突然出现意识丧失，呼之不应，心电图显示室颤波，首选的复苏药物是
   A. 肾上腺素　　　　B. 碳酸氢钠　　　　C. 利多卡因
   D. 溴苄胺　　　　　E. 阿托品
9. 应用脑复苏降温疗法，在第一个 24 小时内将肛温降至
   A. 35～36 ℃　　　　B. 30～32 ℃　　　　C. 32～34 ℃
   D. 28～30 ℃　　　　E. 36～37 ℃
10. 应用脑复苏脱水疗法时，首选的脱水剂为
    A. 右旋糖酐　　　　B. 50% 葡萄糖　　　C. 呋塞米
    D. 20% 甘露醇　　　E. 噻嗪类利尿药

二、简答题

1. 简述心搏骤停常见的心电图类型。
2. 简述心肺复苏有效指标。

三、案例分析

李某，男性，20 岁，与朋友饮酒后去水库游泳，被水草缠住，朋友发现后将其救至岸上。倒水后检查无呼吸、颈动脉搏动消失。

请回答：

应如何施救？如何判断施救效果？

（刘新爱）

第六章 常用救护技术

学习目标

1. 说出止血、包扎、固定、搬运的目的、方法及注意事项。
2. 说出心脏电复律和建立人工气道的适应证、禁忌证及护理要点。
3. 能根据患者的情况正确实施止血、包扎、固定和搬运及心脏电复律。
4. 通过本章内容的学习，具有珍惜生命、爱护生命的责任意识以及时间就是生命的急救意识。

第一节 创伤急救技术

案例导入6-1

患者，男性，28岁。1小时前患者骑摩托车送外卖过程中与轿车相撞，导致左小腿皮肤裂开、出血，小腿肿胀、疼痛、畸形，伴有活动受限，无昏迷、腹痛、血尿及下肢麻木等伴随症状。

问题与思考：

作为院前急救护理人员，应如何进行现场救护？

创伤是指机械性致伤因素作用于人体所造成的组织结构完整性的破坏或功能障碍。严重创伤不仅有局部损伤，还可能导致致命性大出血、休克、窒息及意识障碍。止血、包扎、固定和搬运技术是现场创伤急救的基本技术，及时、正确、有效地应用这些技术，对挽救患者生命、防止伤情进一步恶化、减轻伤残及减少并发症等具有重要意义。

现场急救原则：先抢后救，先重后轻；先急后缓，先近后远；先止血后包扎，再固定后搬运。

一、止血

止血是创伤急救技术之首。及时有效的止血措施，对于外伤大出血的急危重症患者极为重要，直接关系到患者的病情转归。正常成人的血液量占人体体重的7%～8%。若失血量≤10%（约400 ml），患者可出现轻度头晕、交感神经兴奋症状或无任何反应；若失血量达20%（约800 ml）以上，患者可出现失血性休克的症状，如血压下降、脉搏细速、面色苍白、出冷汗、四肢湿冷、意识模糊；若失血量达40%（约1600 ml）以上，患者将发生严重失血性休克，如不及时抢救，短时间内可危及患者的生命或发生严重的并发症。因此，在保证患者呼吸道通畅的同时，应及时、正确地进行有效止血。

> 知识链接
>
> ## 出 血 分 类
>
> 　　外伤出血分为内出血和外出血。内出血多见于闭合性损伤，体表一般不能直接看到出血，主要在医院抢救；外出血多见于身体各部位的开放性损伤，是现场抢救的重点。
> 　　出血按损伤血管分类。①动脉出血：血液呈鲜红色，随心脏的收缩呈喷射状流出，压力高、血流速度快、量大。②静脉出血：血液呈暗红色，持续缓慢不断涌出，出血量逐渐增大。③毛细血管出血：血液呈鲜红色，渗出性，出血量少，可自行凝固止血。

　　根据出血部位、出血性质的不同，危险性不同，止血方法也有所区别。常用的止血方法有加压包扎止血法、指压止血法、止血带止血法、屈肢加垫止血法、填塞止血法或外用药物止血法等。毛细血管出血和静脉出血一般选用加压包扎止血法（一般伤口出血）；较大血管或动脉出血时可先选用指压止血法（头部、四肢某些部位出血），然后改用止血带止血法或其他止血方法。常用的止血方法简介如下。

（一）加压包扎止血法

　　加压包扎止血法适用于小动脉、中小静脉或毛细血管出血，是伤口出血的首选止血方法。先用生理盐水冲洗伤口后消毒或用消毒液涂擦伤口周围皮肤，再用无菌纱布或洁净敷料覆盖伤口，用三角巾或绷带适当加压包扎，力量以能止血而肢体远端仍有血液循环为度。较深大的出血伤口，可先用敷料填充，再用绷带加压包扎。出血量较多、伤口内有异物及碎骨片时不能使用此法，同时注意三角巾及绷带的结不能打在伤口上。

（二）指压止血法

　　指压止血法适用于动脉位置表浅且靠近骨骼处的出血，是头部和四肢中等或较大的动脉出血时的紧急止血方法。用手指（常用大拇指）、手掌或拳压迫伤口近心端的动脉，将动脉压向深部的骨骼上，血液流动受阻，起到临时止血的目的。注意定位要准确，用力须适当。

　　1. 头顶部出血　在伤侧耳前，用一手拇指对准耳屏前方颧弓根部的搏动点（颞浅动脉），将动脉压向颞骨，另一手固定伤病员头部（图6-1）。

　　2. 颜面部出血　用一手拇指、示指分别压迫双侧下颌骨下缘、咬肌前缘的搏动点（面动脉），将动脉压向下颌骨（图6-2）。

　　3. 头后部出血　用一手的拇指压迫伤侧耳后乳突下稍后方的搏动点（枕动脉），将动脉压向乳突，另一手固定伤病员头部（图6-3）。

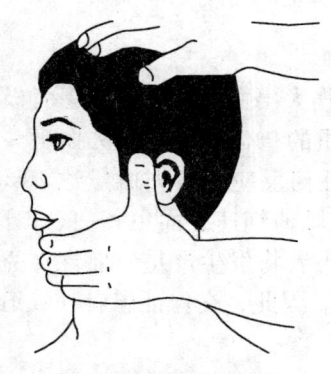 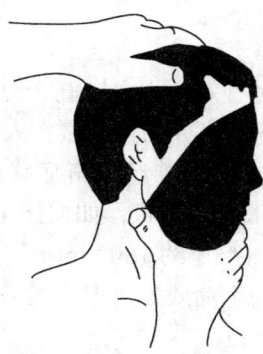 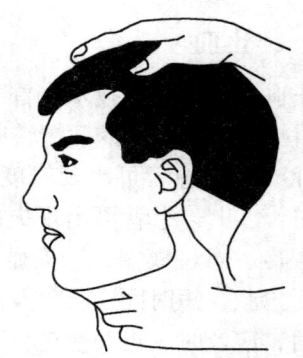

图6-1　颞浅动脉止血　　图6-2　面动脉止血　　图6-3　枕动脉止血

4. 颈部、头皮部出血　用一手拇指或其他四指压迫同侧气管外侧与胸锁乳突肌前缘中点之间的搏动点（颈总动脉），用力向后将动脉压向第 5 颈椎横突上（图 6-4）。禁止同时压迫两侧颈总动脉，以免引起脑缺氧。

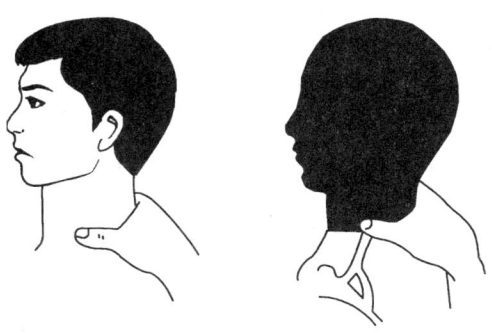

图 6-4　颈总动脉止血

5. 肩部、腋窝、上臂出血　压迫同侧锁骨上窝中部的搏动点（锁骨下动脉），将动脉压向第 1 肋（图 6-5）。

6. 前臂出血　用拇指压迫伤侧上臂内侧肱二头肌与肱骨之间的搏动点（肱动脉），将动脉向外压向肱骨干（图 6-6）。

7. 手掌、手背出血　救护人员用双手拇指或患者用自己健侧手的拇指、示指分别压迫伤侧手腕内侧及外侧的搏动点（尺动脉、桡动脉），将动脉分别压向尺骨和桡骨（图 6-7）。

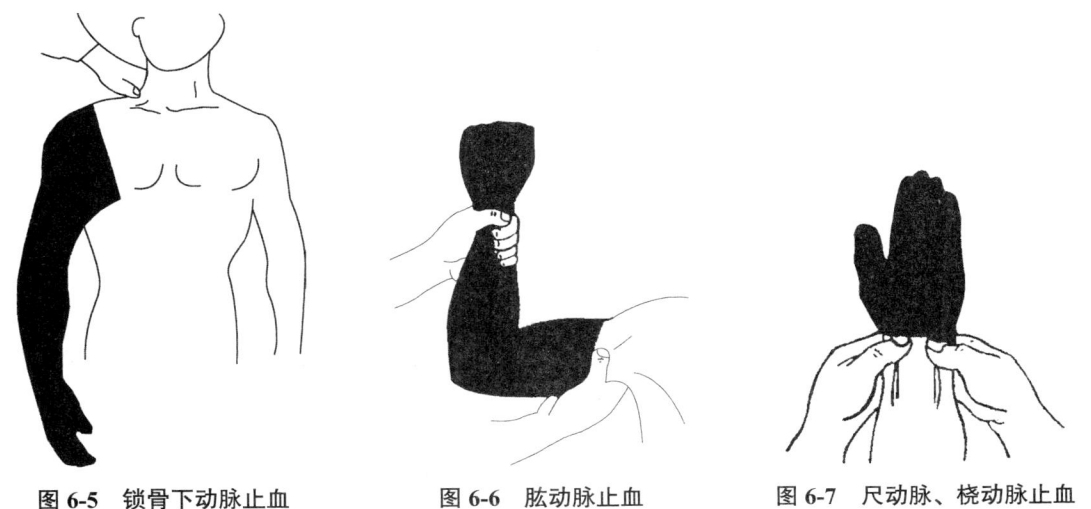

图 6-5　锁骨下动脉止血　　　　图 6-6　肱动脉止血　　　　图 6-7　尺动脉、桡动脉止血

8. 大腿出血　用双手拇指重叠向后用力压迫腹股沟中点稍下方的搏动点（股动脉），将动脉压向耻骨上支（图 6-8）。

9. 小腿出血　在腘窝中部压迫腘动脉。

10. 足部出血　用双手拇指或示指压迫足背中部靠近足踝处的搏动点（胫前动脉）和足跟与内踝之间的搏动点（胫后动脉）（图 6-9）。

（三）止血带止血法

止血带止血法适用于四肢大动脉出血，尤其是加压包扎及指压止血法不能有效控制出血时，止血带止血法可作为紧急止血措施选用。此法使用不当会造成更严重的出血或肢体缺血坏死，因此只能短时间使用。

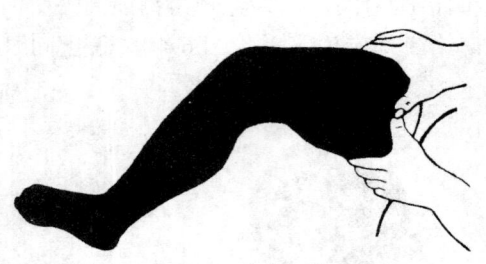
图 6-8 股动脉止血

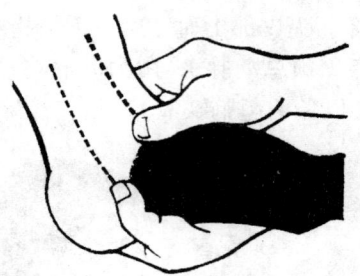
图 6-9 胫前动脉及胫后动脉止血

止血带有橡皮止血带、卡式止血带和充气止血带 3 种。橡皮止血带松紧度不易准确掌握。充气止血带则压迫均匀、安全，效果较好。在现场紧急状况下可用绷带、布带等替代，注意不可使用绳索、金属丝等物品。

1. 橡皮止血带止血法　在出血肢体伤口的近心端，先用棉垫、绷带或布块等作为衬垫，选一条长 1 m 的橡皮管，以左手的拇指、示指、中指持止血带的头端，两手将止血带中段适当拉长，绕肢体一圈后压住头端，再绕肢体两圈，用左手示指、中指夹住尾端后将尾端从止血带下牵出，使之成为一活结（图 6-10）。

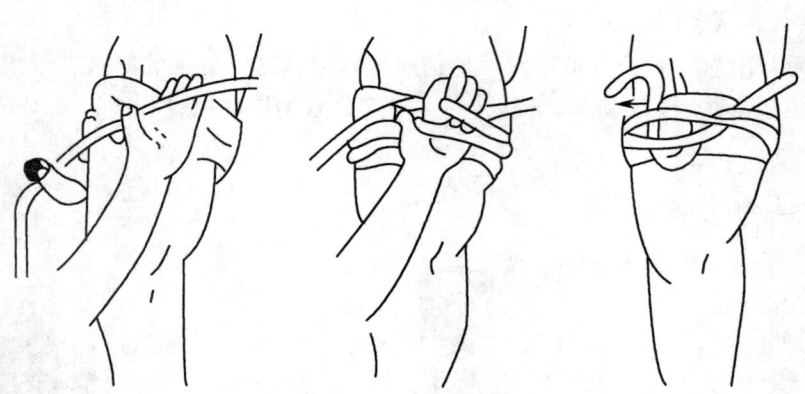
图 6-10 橡皮止血带止血法

2. 卡（扣）式止血带止血法　将松紧带绕肢体一圈，然后把插入式自动锁卡插入活动锁紧开关内，一手按住活动锁紧开关，另一手用力拉松紧带，直至不出血。放松时向后扳放松扳，解开时按压锁紧开关即可。

3. 充气止血带止血法　常用血压计袖带，将压力袖带绑于伤口近心端，充气后即可起到止血的作用。根据受伤肢体选择合适宽度的充气止血带，如上肢专用止血带的宽度约为 5 cm，下肢专用止血带的宽度为 10～15 cm。将充气止血带绑在止血部位皮肤上（伤口上端肢体），充气至不能触及远端动脉搏动或伤口不再出血即可。一般止血压力上肢为 33.3～40 kPa（250～300 mmHg），下肢为 53.4～66.7 kPa（400～500 mmHg）。

4. 绞紧止血法　用三角巾叠成带状或使用布条、手帕等绕肢体一圈，打一个活结，取一根小木棒、笔杆、筷子等作为绞棒，穿进活结下，绞紧，再将小木棒一端插入活结套内，拉紧，固定木棒即可（图 6-11）。

5. 注意事项

（1）部位要准确：止血带应扎在伤口的近心端，尽量靠近伤口。上肢出血止血带扎在上臂的中上 1/3 处，因上臂中下 1/3 处有神经紧贴骨面，不宜扎止血带。下肢出血止血带应扎在大

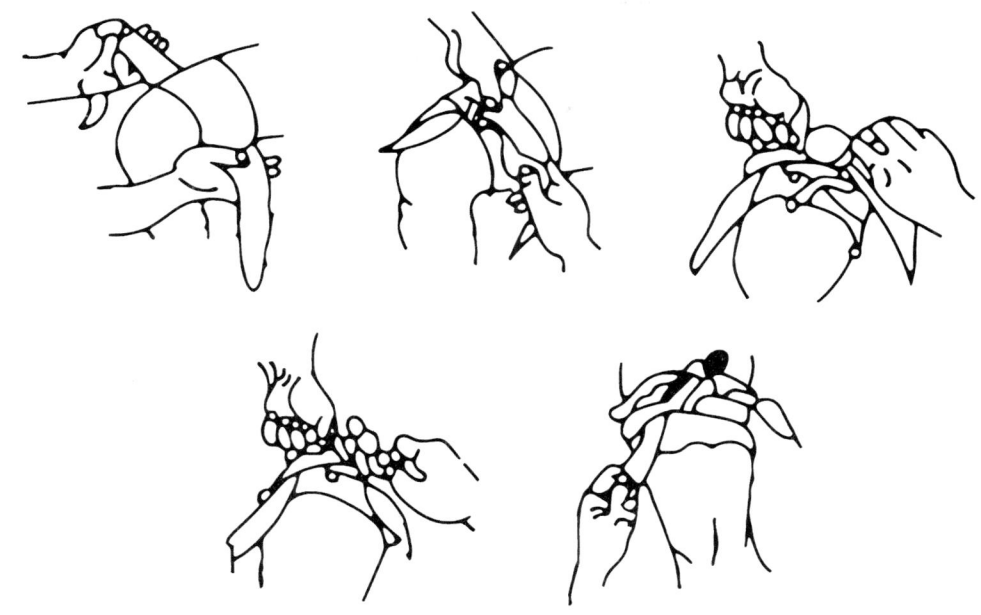

图 6-11 绞紧止血法

腿中上部。

（2）衬垫要垫平：止血带不能直接扎在皮肤上，应用毛巾或其他布片、棉絮等平整地垫好，避免止血带勒伤皮肤。紧急时可将裤脚或袖口卷起，止血带扎在其上。

（3）压力要适当：以远端动脉搏动消失、出血停止为宜。过紧易损伤神经或导致肢体远端缺血坏死，过松则不能达到止血目的。

（4）控制好时间：尽量缩短使用止血带的时间，总时长最长不超过 5 h，每 30 分钟至 1 小时放松止血带 1 次，每次放松时间为 2~3 分钟。松解止血带时伤口处用敷料加压或用指压止血法止血。

（5）标记要明显：上止血带须在明显部位用标签注明上止血带的时间和放松止血带的时间。

（四）屈肢加垫止血法

屈肢加垫止血法适用于肘关节或膝关节以下的肢体出血，且无关节损伤时。其使用方法是在肘窝或腘窝处加垫子（纱布卷或棉垫卷等），屈肘关节或膝关节，再用绷带或三角巾等将屈肢缠紧，以达到压迫止血的目的。此法伤病员痛苦大，不宜作为首选。疑有骨折者禁用。

（五）填塞止血法

填塞止血法一般用于大腿根部、腋窝、肩部、口腔、鼻腔等处难以应用一般加压包扎止血法的较大出血，或清创时去除填塞的敷料时发生再次大出血时。可将无菌敷料填入伤口，外加大块敷料，然后再以绷带、三角巾等加压包扎，清创后填塞的敷料大多在术后 4~6 天开始慢慢逐渐取出。

（六）外用药物止血法

如有条件，可适当外用止血药，如止血粉可加速创面血栓形成，达到止血目的；止血纸柔软、有弹性，易黏附于创面，适用于较大创面的渗血。

二、包扎

（一）包扎的目的

保护伤口，减少感染和再损伤，压迫止血，固定骨折、关节、敷料、夹板等，减轻疼痛，预防或减轻局部肿胀。

常用的包扎材料有创可贴、尼龙网套、三角巾、弹性绷带、纱布绷带、胶条等。紧急情况下也可用干净的毛巾、衣服、被单等代替。

（二）常用包扎方法

1. 卷轴绷带基本包扎法

（1）环形包扎法：是最基本、最常用的绷带包扎法，适用于绷带包扎开始与结束时固定带端及颈、胸、腹、手腕、踝部等周径相近部位的小伤口。操作时将绷带做环形重叠缠绕，包扎完毕将带尾中间剪开分成两头，避开伤区打结固定（图6-12 A）。

（2）蛇形包扎法：用于临时简单固定敷料或夹板及邻近两处伤口包扎的过渡，如由前臂迅速延伸至上臂时。先将绷带按环形法缠绕数圈，然后按绷带的宽度作间隔斜形上缠，各周互不遮盖（图6-12B）。

（3）螺旋包扎法：用于包扎上下周径基本相同的部位，如躯干、大腿、上臂、手指。将绷带从伤口远心端开始做环形重叠缠绕2圈，然后后一圈压住前一圈绷带的1/3～1/2，伤口包扎完毕，绷带环形重叠缠绕2周后，将带尾中间剪开分成两头，打结固定（图6-12C）。

（4）螺旋反折包扎法：用于上下周径大小明显不一致的部位，如前臂、小腿。先将绷带从伤口远心端开始做环形重叠缠绕2圈，在螺旋包扎法的基础上每圈反折一次，反折时，以左手拇指按住绷带上面的正中处，右手将绷带向下反折，向后绕并拉紧，每次反折点需对齐，并遮盖前一圈的1/3～1/2，最后以环形包扎2周后固定，注意不要在伤口处反折（图6-12D）。

（5）"8"字形包扎法：用于包扎周径不一致的部位，如肘、膝、手掌、手背。先将绷带从伤口远心端开始做环形重叠缠绕2圈，然后后一圈压住前一圈绷带的1/3～1/2，同时按"8"字走行缠绕，最后以环形包扎2周后固定（图6-12E）。

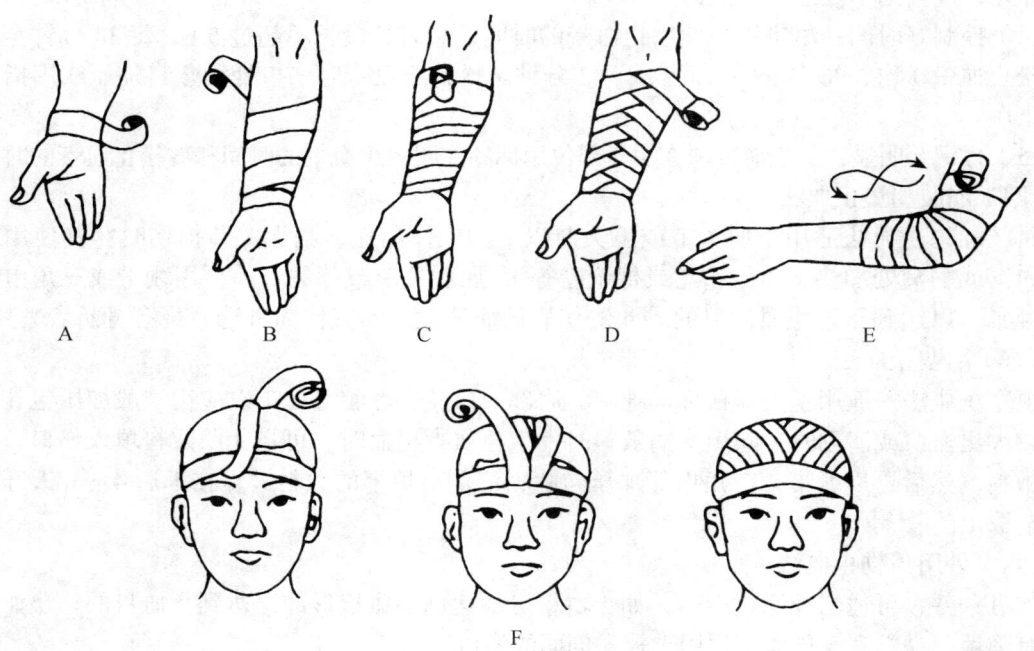

图 6-12　绷带包扎法

A. 环形包扎法；B. 蛇形包扎法；C. 螺旋包扎法；D. 螺旋反折包扎法；
E. "8"字形包扎法；F. 回返形包扎法

(6)回返形包扎法:用于残端或头部的伤口。将绷带先环形重叠缠绕 2 圈,然后从中间开始,前后来回反折,后一圈压住前一圈绷带的 1/3～1/2,伤口包扎完毕,环形缠绕 2 周后打结固定(图 6-12F)。

2. 常用三角巾包扎法　三角巾制作简单,使用方便,容易掌握,可用于各部位损伤的包扎,应用时可根据受伤部位情况对三角巾形状做出多种调整,如折成条带、燕尾式或连成双燕尾式使用(图 6-13)。

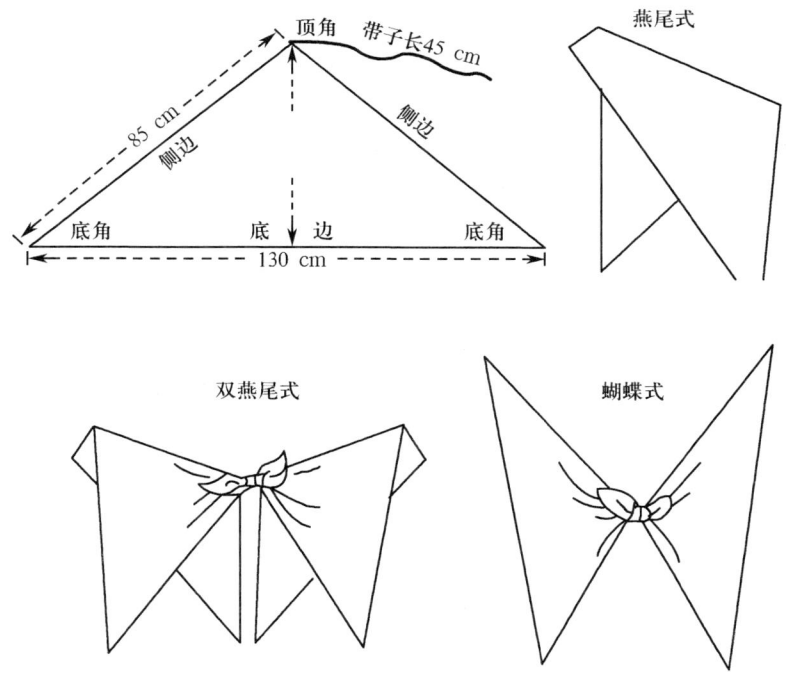

图 6-13　三角巾规格及各种用法

(1)头部包扎法

1)头顶部包扎法:将三角巾的底边向上反折约 3 cm,正中部放于伤病员的前额齐眉,顶角向后拉紧,盖住头顶,三角巾的底边经两耳上方,拉向枕后压紧顶角,在枕部交叉,再经耳上绕到前额打结固定(图 6-14)。

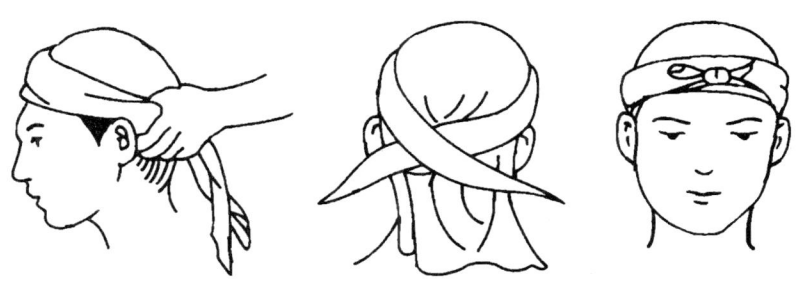

图 6-14　头顶部包扎法

2)风帽式包扎法:将三角巾顶角和底边中央各打一个结,成风帽状,顶角结置于前额,底边结放在枕骨结节下方,包住头部,两底角向面部拉紧向外反折包绕下颌,然后绕至颈后在枕部打结固定(图 6-15)。

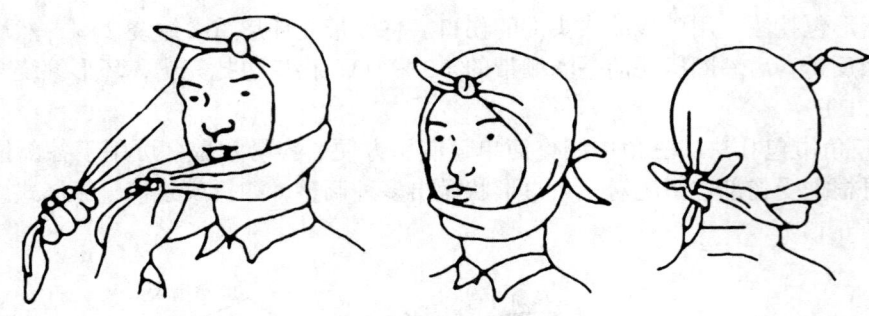

图 6-15 风帽式包扎法

3）面具式包扎法：将三角巾顶角打一个结，置于头顶部，三角巾罩于面部（在眼、鼻、口处各开一个孔），将左右两角拉到枕后交叉，再绕到前额打结固定（图6-16）。面具式包扎法适用于颜面部外伤的包扎。

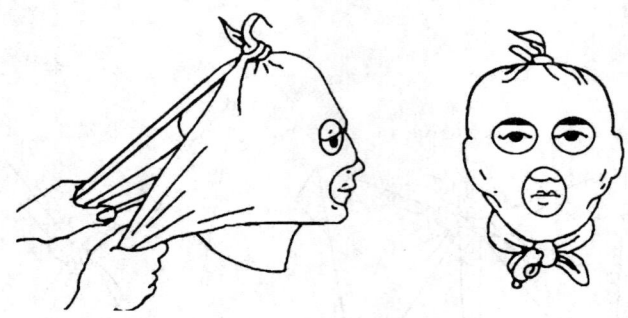

图 6-16 面具式包扎法

（2）肩、胸、背部包扎法

1）单肩包扎法：将三角巾折叠成燕尾式，燕尾夹角放在伤侧肩上正中，燕尾底边包绕上臂上部打结，两燕尾角分别经胸、背拉到对侧腋下打结（图6-17）。单肩包扎法适用于一侧肩外伤。

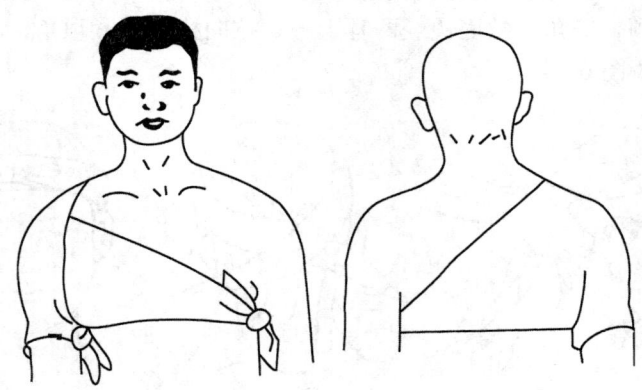

图 6-17 燕尾式单肩包扎法

2）单胸包扎法：将三角巾的底边横放在胸部，顶角绕过伤侧肩部到背部，底边包胸至背后方打结，再将顶角上的带子与底角打结处拉紧并打结（图6-18）。单胸包扎法适用于单侧胸外伤。

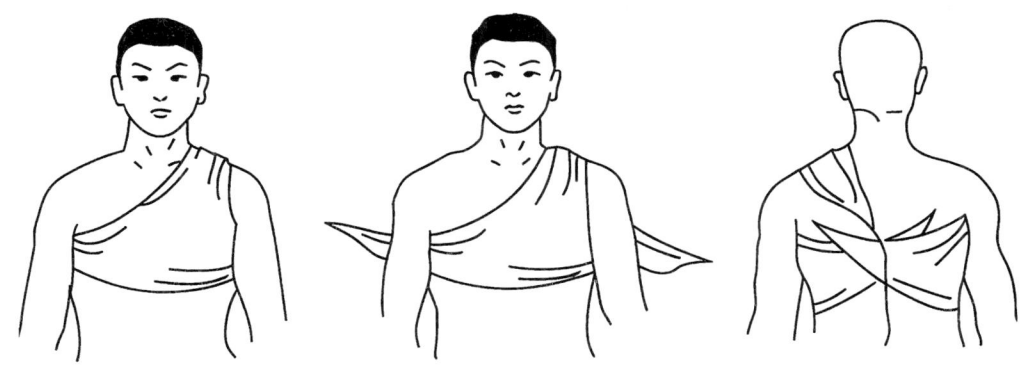

图 6-18 单胸包扎法

3）双胸包扎法：将三角巾折叠成燕尾式，并在底边反折一道边，横放于胸部，两角向上，分别放于两肩并拉至颈后打结，再用顶角带子绕至对侧腋下打结（图 6-19）。双胸包扎法适用于双侧胸外伤的包扎。

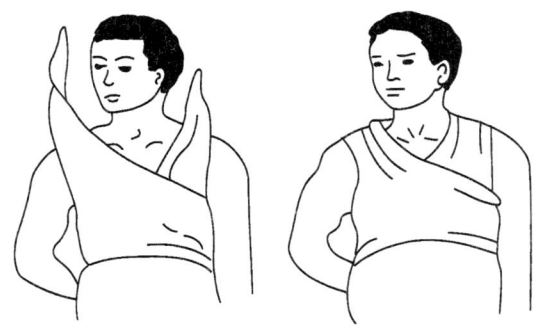

图 6-19 双胸包扎法

三角巾背部包扎的方法与胸部相同，只是位置相反，结打于胸部。

（3）腹臀部包扎法：三角巾的顶角朝下，底边横放于脐部，拉紧底角至腰部打结，顶角经会阴拉至臀上方，同两底角结头打结（图 6-20）。腹臀部包扎法适用于腹部或一侧臀部伤口的包扎。

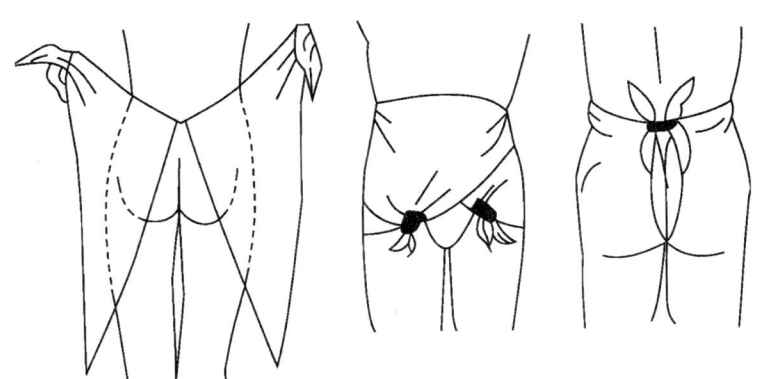

图 6-20 腹臀部包扎法

（4）四肢包扎法

1）上肢包扎法：将三角巾的一底角打结后套在伤侧手上，结留余头稍长备用，另一底角沿手臂后侧拉到对侧肩上，顶角包裹伤肢，并使伤侧前臂屈至胸前，拉紧两底角，在对侧肩部打结（图6-21）。

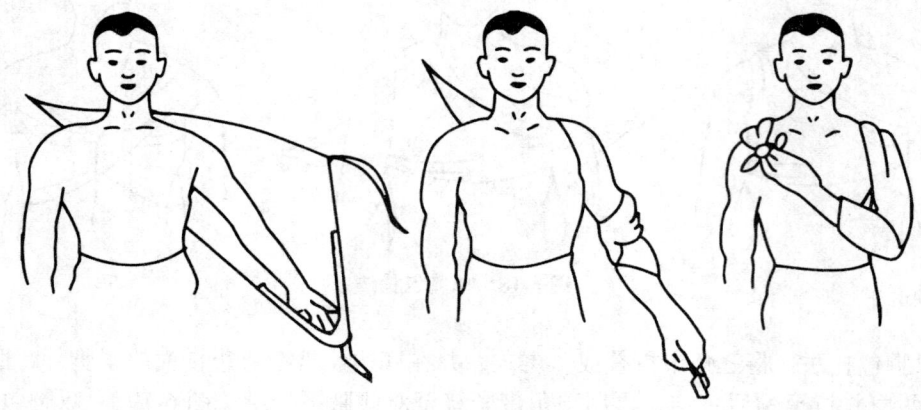

图6-21 上肢包扎法

2）手或足部包扎法：将伤侧手平放在三角巾中央，手指指向顶角，底边位于腕部，再把顶角折回拉到手背上面，然后把左、右两底角在手掌或手背交叉地向上拉到手腕的左、右两侧缠绕打结。足的包扎与手相同（图6-22）。

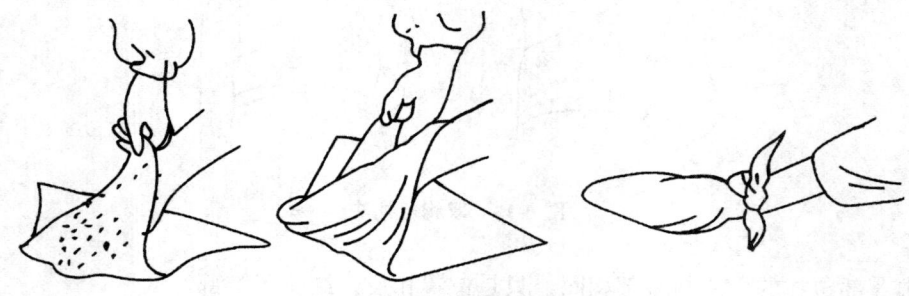

图6-22 手或足部包扎法

3）小腿和足部包扎法：足趾朝向底边，将足放在近底边一侧，提起顶角与较长一侧的底角交叉包裹，在小腿打结，再将另一底角折到足背，绕足腕与底边打结于踝关节处（图6-23）。

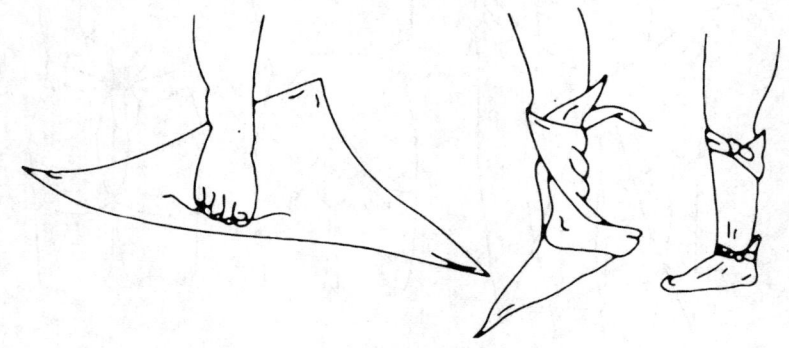

图6-23 小腿和足部包扎法

（三）注意事项

（1）包扎伤口时，先简单清创并盖上消毒纱布后进行包扎。动作轻巧，不要触及伤口，以免加重疼痛或导致伤口出血及污染。

（2）根据包扎部位选择适宜的绷带、三角巾或多头带等。敷料应干燥、无污染。

（3）包扎时要使伤病员的体位保持舒适。在皮肤皱褶处（如腋下、乳房下、腹股沟及骨隆凸处），应用棉垫或纱布保护。需要抬高肢体时，应给予适当的扶托物。包扎的肢体必须保持功能位。包扎肢端时应将指（趾）外露，便于观察末梢血液循环情况。

（4）包扎时松紧要适宜，过紧会影响局部血液循环，过松易导致敷料脱落或移动。

（5）包扎方向为自下而上，由左向右，从远心端向近心端，以利于静脉血液回流。

（6）包扎结束，应在肢体的外侧面打结，避免在伤口、骨隆凸处或易于受压的部位打结。

三、固定

（一）固定目的

固定是限制受伤部位的活动度，减轻疼痛，防止骨折端再移位而损伤血管、神经甚至重要脏器，以及便于伤病员的搬运。固定分为外固定和内固定两种。院前急救多受条件限制，只能做外固定。

（二）固定用物

固定最理想的器材是夹板，有木制夹板、钢丝夹板、标准的预制夹板或石膏夹板、充气夹板、热塑料夹板等。在抢救现场还可因地制宜选用竹板、木棒、枪托等代替夹板。紧急情况下可直接借助伤病员的健侧肢体或躯干进行临时固定。另外，还需准备纱布、绷带、三角巾、毛巾及衣服等。

（三）固定方法

1. 锁骨骨折固定　用毛巾垫于两腋窝前上方，将三角巾折叠成带状，两端分别绕两肩呈"8"字形，尽量使两肩后张，拉紧三角巾的两头，在背后打结（图 6-24）。

2. 肱骨骨折固定　用长、短两块夹板，长夹板放于上臂后外侧，短夹板置于上臂前内侧（如只有一块夹板，则放在上臂外侧），在骨折部位上下两端固定，肘关节屈曲成 90°，用三角巾将上肢悬吊，固定于胸前（图 6-25）。

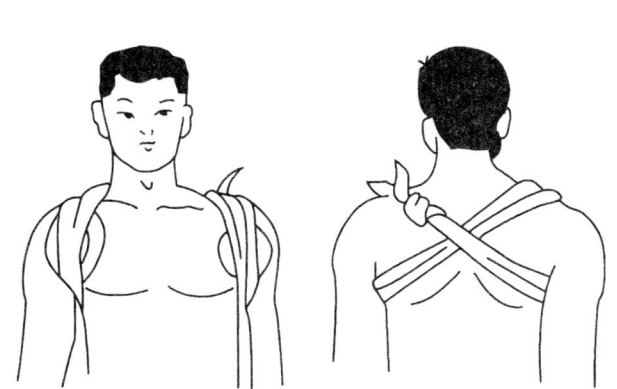

图 6-24　锁骨骨折固定法

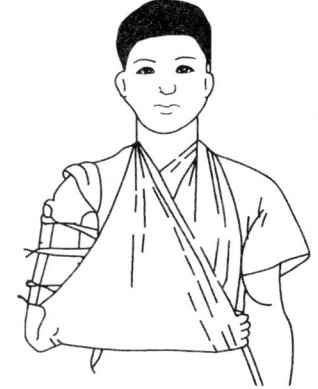

图 6-25　肱骨骨折固定法

3. 前臂骨折固定　取两块合适的夹板，其长度超过肘关节至腕关节的长度，分别置于前臂的内、外侧，用绷带固定夹板上下两端，肘关节屈曲成 90°，拇指向上，用三角巾将前臂悬吊于胸前（图 6-26）。

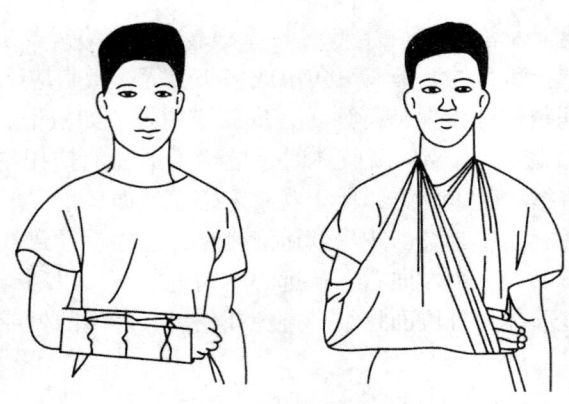

图 6-26　前臂骨折固定法

4. 大腿骨折固定　用两块夹板（内侧夹板长度为上至大腿根部，下过足跟；外侧夹板长度为上至腋窝，下过足跟）分别放在伤腿内、外两侧（如只有一块夹板，则放在伤腿外侧），并将健肢靠近伤肢，使双下肢并列，两足对齐。关节处及空隙部位均放置衬垫，用 5～7 条三角巾或布带先将骨折部位的上下两端固定，然后分别固定腋下、腰部、膝、踝等处。足部用绷带"8"字形固定，踝关节保持在背屈 90°位置（图 6-27）。

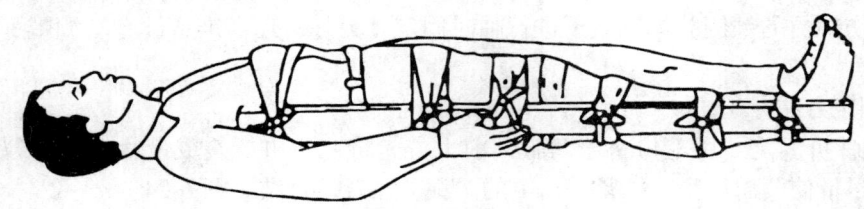

图 6-27　大腿骨折固定法

5. 小腿骨折固定　将两块夹板分别放在小腿的内侧和外侧，关节处垫棉垫，长度从足跟至大腿。用三角巾或绷带分段扎牢固定。首先固定小腿骨折的上下两端，然后固定大腿中部、膝关节、踝关节等处，足部用绷带"8"字形固定，踝关节保持在背屈 90°位置。
6. 颈椎骨折固定　协助伤病员取仰卧位，枕后垫一软枕，头的两侧各垫一软枕固定，头部用绷带固定在担架上，限制头部前后或左右晃动。也可用颈托固定，以利于安全转运。
7. 胸、腰椎骨折固定　协助伤病员平卧于硬质担架上，用衣服垫塞颈、腰部，用布条将患者固定在担架上。

（四）注意事项

（1）选择夹板的长度与宽度要与骨折的肢体相适应，其长度必须超过骨折的上、下 2 个关节。固定时除骨折两端外，还需固定骨折两端的上、下关节。

（2）固定骨折部位前如有伤口和出血，应先止血、包扎，然后再固定骨折部位。如伤病员出现休克或呼吸、心搏骤停，应立即进行抢救。

（3）夹板与皮肤之间应加棉垫，使各部位受压均匀且易固定。

（4）固定应松紧适度，牢固可靠，以免影响血液循环。固定四肢时，要将指（趾）端露出，以便随时观察肢体血液循环情况。

（5）在处理开放性骨折时，局部要做清洁消毒处理，用纱布将伤口包好。严禁将暴露在伤口外的骨折端送回伤口内，以免造成伤口污染和再度刺伤血管与神经。

（6）固定过程中避免不必要的搬动，防止骨折断端损伤血管、神经。

四、搬运

现场搬运的基本原则是及时、迅速、规范、安全地将伤病员搬至安全地带,防止再次受伤。正确的搬运方法可减轻伤病员的痛苦,防止损伤加重;如搬运不当,可使伤情加重,甚至造成神经、血管损伤,还可能造成瘫痪,给伤病员造成终生痛苦。搬运方法有徒手搬运和器械搬运两种。搬运伤病员时,要根据具体病情选择合适的搬运方法和搬运工具。

(一)徒手搬运

徒手搬运适用于现场无担架,转运路程较短,病情较轻的患者。

1. 单人搬运

(1)扶持法:适用于清醒并能够站立行走的伤病员。救护人员站在伤病员身旁,将其一侧上肢绕过救护人员颈部,一手抓住伤病员的手,另一手扶持伤病员的腰部,使其身体略靠着救护人员,搀扶行走(图6-28 A)。

(2)抱持法:适于年幼、体轻、无骨折的伤病员,是短距离搬运的最佳方法。救护人员蹲在伤病员的一侧,面向伤病员,一手放在伤病员的大腿下,另一手绕到伤病员的背后,然后轻轻抱起伤病员(图6-28B)。脊柱或大腿骨折者禁用。

(3)背负法:救护人员背向伤病员,让伤病员伏在背上,使伤病员的双手绕颈交叉下垂,救护人员用双手抱住伤病员大腿。如伤病员昏迷不能站立起来,救护人员可躺在伤病员的一侧,一手握伤病员肩部,另一手抱住大腿部,用力翻身,将伤病员负在背上(图6-28C)。胸部创伤患者不宜采用此法。

(4)拖行法:适用于体重较重的伤病员,不能移动,现场又非常危险需立即离开者。救护人员位于伤病员的背后,将伤病员双侧手臂横放于胸前,救护人员的双臂置于伤病员的腋下,双手紧紧抓住伤病员手臂,缓慢向后拖行;或者将伤病员外衣扣解开,衣服从背后反折,中间段托住颈部,缓慢向后拖行。

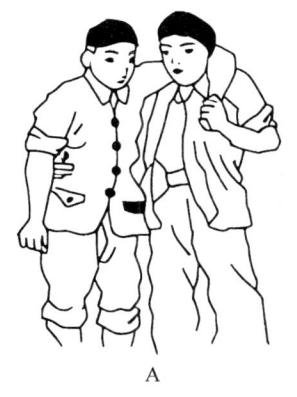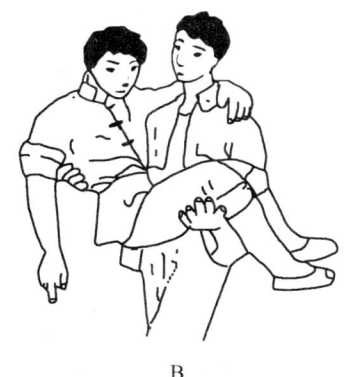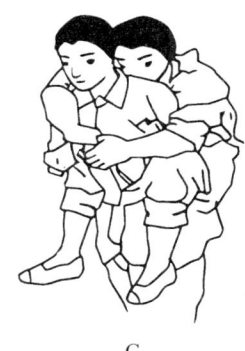

A　　　　　　　　　　　　B　　　　　　　　　　　　C

图 6-28 单人搬运
A. 扶持法;B. 抱持法;C. 背负法

2. 双人搬运　可采用椅托式、拉车式、平抱式或平抬法等。

(1)椅托式:一人以左膝、另一人以右膝跪地,各用一手伸入伤病员的大腿下面并互相紧握,另一手彼此交替支持伤病员的背部(图6-29)。

(2)拉车式:一人站在伤病员的头部,将两手从伤病员腋下插入,将伤病员抱在怀里,另一人反身站在伤病员两腿中间将伤病员两腿抬起,两名救护人员一前一后地行走(图6-30)。

(3)平抱式或平抬法:两人并排将伤病员平抱,或者一前一后、一左一右将伤病员平抬。

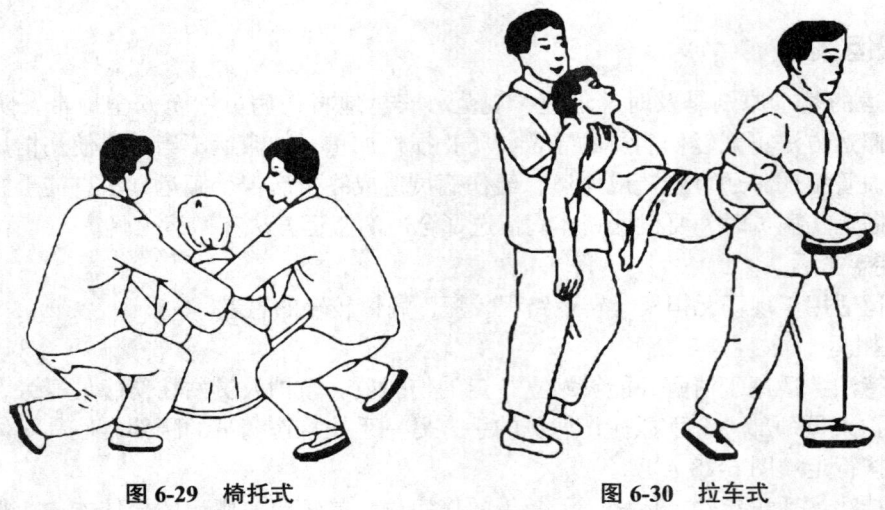

图6-29 椅托式　　　　　　　图6-30 拉车式

3. 三人或多人搬运　三人可并排将伤病员抱起，齐步向前（图6-31）。多人时可面对面站立，将伤病员平抱进行搬运。三人或多人搬运适用于脊柱骨折的伤病员。

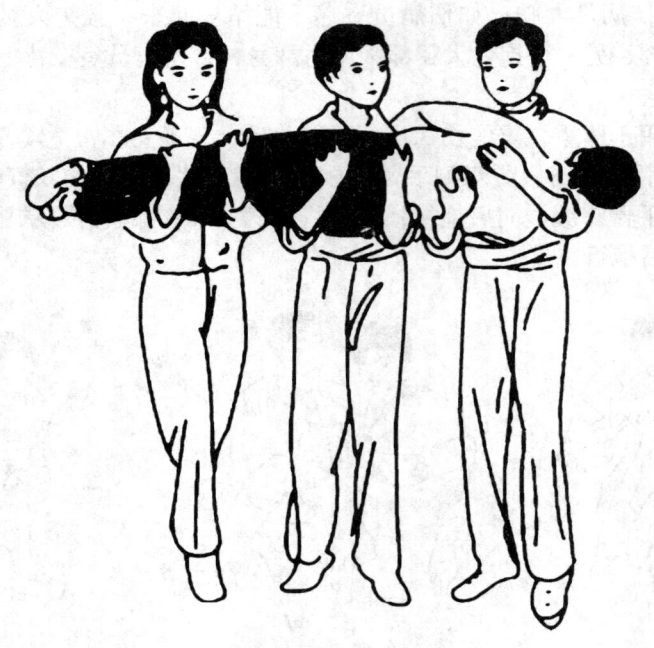

图6-31 三人搬运

（二）担架搬运

担架搬运适用于病情较重、搬运路途较长的患者。

1. 担架的种类　担架有四轮担架、帆布担架、铲式担架、绳索担架、被服担架及板式担架等。
2. 搬运方法　搬运时，由3～4个人将伤病员抱上担架，使其头部在后，足部在前，便于后面的担架员观察伤病员病情变化。担架员的脚步、行动要一致。向高处（上楼）抬时，前面的人要将担架放低，后面的人要抬高，使伤病员保持水平状态；向低处时则相反。

（三）特殊患者的搬运

1. 腹腔内脏脱出伤病员的搬运　伤病员双腿屈曲，腹肌放松，仰卧于担架上。脱出的腹部内脏不应回纳，以免造成感染，可用清洁的碗盆扣住内脏，再用三角巾包扎固定，然后搬运。

2. 昏迷伤病员的搬运　协助伤病员平卧于担架上，头偏向一侧，以利于呼吸道分泌物引流。有脑脊液耳漏、鼻漏时，头部应抬高30°，防止脑脊液逆流和窒息。

3. 脊柱骨折伤病员的搬运　用硬担架或木板，并要填塞固定，颈椎和高位胸椎骨折时，除填塞固定外，还要使用颈托，由专人牵引头部，避免晃动。

4. 异物刺入体内伤病员的搬运　当匕首、刀、钢筋、铁棍及其他异物因意外刺入体内后，切忌拔出异物再包扎。应先包扎好伤口，固定好刺入物，方可搬运。

（四）注意事项

（1）搬运伤病员之前要检查伤病员的生命体征和受伤部位，重点检查伤病员的头部、脊柱、胸部有无外伤，特别是颈椎是否受到损伤。

（2）搬运过程中动作要轻巧，协调一致，避免震荡，减少伤病员的痛苦。

（3）根据不同伤情和环境采取不同的搬运方法，避免再次损伤和由于搬运不当造成的意外伤害。如在火灾现场，在浓烟中搬运伤病员，应弯腰或匍匐前进；在有毒气泄漏的现场，救护人员应先用湿毛巾掩住口鼻或使用防毒面具，以免被毒气熏倒。

（4）搬运过程中要随时注意观察伤病员的伤势和病情变化。

第二节　心脏电复律

案例导入6-2

刘某，男性，66岁，到医院探望患病的亲人。在门诊大厅刘某突然倒地，被紧急送往急诊科。患者意识丧失，口唇青紫，心电图示QRS波群消失，呈形状各异、大小不等且不规则的波浪状曲线。

问题与思考：

1. 作为急诊护理人员，应如何开展急救？
2. 患者清醒后，护士应告知哪些注意事项？

心脏电复律（cardiac electroversion）是用除颤器产生高能脉冲电流通过胸壁或直接作用于心脏，消除各类快速型心律失常，使心脏恢复为窦性心律的方法。在心室颤动时的电复律治疗也常被称为电除颤。临床上分为非同步电复律（又称电除颤）和同步电复律（适用于除心室颤动外的快速型心律失常）。非手术情况下，大多数采用体外（经胸壁）电除颤或电复律，少数情况下如心脏手术或急症开胸抢救时，可用体内电复律或电除颤。

一、适应证与禁忌证

（一）适应证

1. 非同步电复律（电除颤）　心室颤动、心室扑动、无脉性室性心动过速。
2. 同步电复律　心率较快的心房扑动或心房颤动1年以上药物治疗无效、室上性心动过速药物治疗无效等。

（二）禁忌证

（1）缓慢型心律失常，包括病态窦房结综合征。
（2）洋地黄中毒引起的心律失常。
（3）严重水、电解质代谢紊乱及酸碱平衡失调，尤其是低血钾与低血镁。

（4）伴有高度或完全性房室传导阻滞的心房颤动、心房扑动和房性心动过速。

（5）心房颤动合并明显心脏扩大。

> **知识链接**
>
> **同步电复律与非同步电复律**
>
> 同步电复律：同步触发装置能利用患者心电图中R波来触发放电，使电流仅在心动周期的绝对不应期中发放，避免在心室的易损期放电而诱发心室颤动，可用于转复心室颤动以外的各类异位性快速型心律失常。患者常为意识清醒状态，复律前需镇静麻醉。
>
> 非同步电复律（电除颤）：是指不启用同步触发装置，可以在任何时间放电，用于转复心室颤动。此时患者情况危急，抢救应争分夺秒。

二、操作程序

（一）操作前准备

1. 评估患者　了解患者的病情状况，评估患者的意识、颈动脉搏动及心电图情况，确认患者需要立即进行电除颤。

2. 操作者准备　衣帽整洁，戴口罩，摘下手表及身上金属饰品。向患者家属介绍电复律的目的、过程及可能出现的不适感，以取得患者家属的配合。

3. 用物准备　备好各种抢救器械和药品，如除颤仪、导电胶、生理盐水、纱布垫、心电监护仪、简易呼吸器、吸氧及吸痰装置、抢救车。

（二）操作步骤

（1）立即使患者去枕平卧于硬板床上，松开衣扣，暴露胸部，连接心电监护设备。去除患者身上的金属等导电物质。了解患者是否安装了起搏器。

（2）按要求进行静脉麻醉，紧急电除颤时无需麻醉。

（3）接通电源，电极板均匀涂上导电膏或包上浸有生理盐水的纱布垫，禁用乙醇，以免引起皮肤灼伤。

（4）选择同步或非同步模式，选择除颤能量。成人同步模式一般选择除颤能量小于100 J，通常选择R波较高导联进行示波观察。非同步模式首次选择除颤能量200 J，如未复律成功，增加100 J，但最大不超过360 J。对于婴儿和儿童，首次除颤能量选择2 J/kg，第二次可增加至4 J/kg，最高10 J/kg或成人剂量。

（5）按要求放置电极板。操作者用上半身力量给予一定垂直向下的压力（每个电极板压力相当于10~12 kg），以保证电极板与胸壁贴合紧密，有利于复律成功。

1）前侧位：一个电极板放置在心底部（胸骨右缘第2肋间隙），另一个电极板放在心尖部（左侧第5肋间隙与腋中线交界处），两个电极板之间至少相距10 cm。

2）前-左肩胛位：一个电极板放在右前壁锁骨下，另一个电极板放在背部左肩胛下。

3）前-右肩胛位：一个电极板放在心尖部，另一个电极板放在患者背后右肩胛角，注意避开脊柱。

4）前后位：一个电极板放在患者左肩胛下区，另一个电极板放在胸骨左缘第4肋间隙水平。

（6）按下"充电"按钮，听到充电完毕声音后，检查确认操作者及其他人员与患者无身体接触后，双手同时按下放电键。

（7）除颤后立即给予心肺复苏，继续进行5个周期CPR后，对患者进行评估，立即通过心电监护仪观察患者是否转为窦性心律,检查皮肤有无灼伤。如除颤未成功,可再次除颤。

(8)除颤完毕,关闭除颤仪,清洁电极板,整理用物,将除颤仪充电后备用。

  考点提示

心脏电复律前侧位电极板放置位置。

三、注意事项

(1)除颤前要正确识别心电图类型,以选择正确的除颤方式。

(2)电极板放置位置要准确,略施加压力,使电极板与患者皮肤紧密接触,且避开瘢痕和伤口。

(3)电击时,任何人不能接触患者及病床,以免触电。

(4)除颤过程中及除颤成功后,均须严密监测并记录患者心律(心率)、呼吸、血压和神志等病情变化。

(5)观察电复律后是否发生并发症,如皮肤灼伤、心肌损伤、栓塞、肺水肿以及心律失常,并协助医师处理。

(6)电复律后嘱患者卧床休息24小时,清醒2小时内避免进食水,防止恶心、呕吐,清醒2小时后可给予高热量、富含维生素、易消化饮食,保持排便通畅,避免情绪激动、吸烟、劳累、进食刺激性食物等。

  考点提示

心脏电复律的注意事项。

第三节　人工气道的建立

一、气管插管术

气管插管术(endotracheal intubation,ET)是将特制的导管经口腔或鼻腔插入气管内的一种操作技术,以建立稳定、通畅的气道通气,是急救措施的首要步骤。气管插管术有利于清除呼吸道分泌物,保持气道通畅,减少气道阻力,保证有效通气,为有效给氧、加压人工呼吸及气管内给药等提供条件,是抢救急危重症患者和施行全身麻醉中建立人工气道的重要方法之一。气管插管根据插管途径可分为经口腔插管和经鼻腔插管;根据插管时是否用喉镜暴露声门,分为明视插管和盲探插管。经口腔明视插管术是临床应用最广泛的一种气管插管方法。

(一)适应证

(1)窒息或呼吸、心搏骤停进行心肺复苏者。

(2)呼吸衰竭、呼吸肌麻痹或呼吸抑制需机械通气者。

(3)呼吸道内分泌物多而黏稠不能自行咳出需气管内吸引者。

(4)某些原因导致上呼吸道损伤、狭窄及气管食管瘘等,需要建立人工气道者。

(5)各种全身麻醉或静脉复合麻醉手术者。

(二)禁忌证

(1)喉头严重水肿、血肿、急性炎症、肿瘤、灼伤或有异物存留者。

（2）胸主动脉瘤压迫气管者。
（3）严重凝血功能障碍者。
（4）颈椎骨折、脱位者。
（5）鼻息肉、鼻咽部血管瘤，不宜经鼻气管插管者。

（三）术前准备

1. 用物准备

（1）喉镜：有成人、儿童、幼儿3种规格。喉镜由喉镜柄和喉镜片组成。喉镜片有直、弯两种类型，一般多用弯镜片，在暴露声门时不必挑起会厌，能减少对迷走神经的刺激。

（2）气管导管：材料有橡胶、塑料、聚硅酮等，其长度及粗细要根据具体情况选择。经口插管时，成年男性一般选用F7.5～8.0号，女性用F7.0～7.5号，经鼻腔插管时，应选择相对小的F1.0～2.0号；14岁以下儿童选择F4.0号；紧急情况下无论男、女，均选用F7.5号。

（3）导管管芯：由富有可塑性的金属制成。长度适当，以插入导管后其远端距离导管开口0.5～1 cm为宜。

（4）其他：牙垫、喷雾器（内装1%丁卡因或其他局部麻醉药）、10 ml注射器及注射针头、血管钳、胶布、水溶性润滑剂、舌钳、开口器、听诊器、吸引器、吸痰管、呼吸机或简易呼吸器等。

2. 患者准备　插管前先向清醒患者解释插管的目的和注意事项，争取患者的配合，必要时应用镇静药或肌松药。检查鼻腔有无阻塞、狭窄，口腔有无畸形、阻塞，取下活动义齿。清理口腔及呼吸道内分泌物。

（四）操作方法

1. 经口腔明视插管术

（1）患者体位：患者取仰卧位，头后仰，使口咽、气管基本保持在一条轴线上，可垫高患者肩背部10 cm，使头尽量后仰，以利于喉头充分暴露（图6-32）。

（2）操作者位置：操作者站于患者头侧，右手拇指推开患者下唇及下颌，同时示指、中指抵住患者上门齿，使口张开；若患者昏迷或牙关紧闭而难以手法张口者，可用开口器协助。

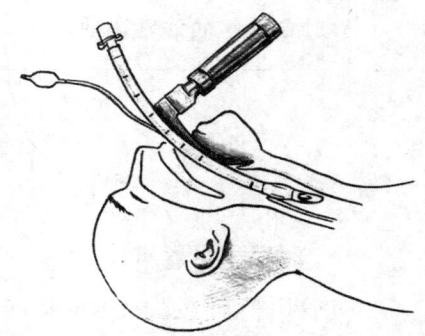

图6-32　经口气管插管术示意图

（3）置入喉镜：左手持喉镜沿患者右侧口角置入镜片，使带照明的喉镜呈直角倾向喉头，柄偏右，顺右侧舌缘插入。镜片抵咽喉部后，使右偏镜柄转至正中位，并轻轻将喉镜向左靠，使舌偏左，此时可见到悬雍垂（此为暴露声门的第一标志），然后顺舌背将喉镜片稍作深入至舌根，稍稍上提喉镜，即可看到会厌软骨（此为暴露声门的第二标志）。看到会厌边缘后，如用弯喉镜片，可继续稍作深入，使喉镜片前端置于会厌与舌根交汇处，然后上提喉镜，即可看到声门（禁忌以上门齿作为支点，应以左侧手腕为支撑点）。

（4）插入气管导管：暴露声门后，右手持润滑过的气管导管，将其前端对准声门，在声门开大时（患者吸气末），轻轻将导管插入。导管插过声门1 cm左右，迅速拔除导管芯，将导管继续旋转深入气管，成人约4 cm，小儿约2 cm。

（5）确认导管位置：插管完成后，放入牙垫，退出镜片，检查导管位置是否正确。检查方法：用简易呼吸器连接气管导管进行挤压，观察胸廓有无起伏，用听诊器听诊双肺呼吸音，注意是否对称。若呼吸音对称，提示位置适当；若呼吸音不对称，说明插管过深，应拔出导管少许，直至两侧呼吸音对称；若未闻及呼吸音，提示导管误入食管，应退出重插。导管适宜的深度：自门齿起计算，男性 22～24 cm，女性 20～24 cm。

（6）固定导管：确定气管导管已准确插入气管后，用注射器向气管导管气囊内注入适量空气（一般注入 10～15 ml），用长胶布妥善固定导管和牙垫。

（7）连接呼吸机或简易呼吸器进行呼吸支持。

2. 经鼻插管术　经鼻插管术适用于患者口腔损伤、张口困难、下颌活动受限或头部不能后仰等情况。经鼻插管术患者易于耐受，尤其适用于需长时间留置气管导管予以呼吸支持者。但操作费时，不易成功，所用气管导管较细而增加气道阻力，同时也不利于呼吸道分泌物的清除，因而临床较少使用。

（五）护理要点

（1）严密监测患者的生命体征、神志、脉搏氧饱和度。

（2）气管导管要固定牢固并保持清洁。随时观察固定情况和导管外露的长度。

（3）保持导管通畅，防止扭曲。定时翻身、拍背、气道湿化，及时吸出气道分泌物，严格执行无菌操作。每次吸痰前向气道内滴注生理盐水 5～10 ml，每日 200～400 ml。

（4）保持口、鼻腔清洁，可用过氧化氢溶液加生理盐水冲洗口腔，去除口腔异味，减少溃疡发生。以湿棉签擦洗鼻腔、湿润鼻黏膜，保持清洁。

（5）拔管前指导患者进行有效的咳嗽训练，拔管后应密切观察病情变化，注意观察患者呼吸的频率、节律及深浅度，保持呼吸道通畅。

二、气管切开术

气管切开术是切开颈段气管前壁，放入金属气管套管，建立人工气道进行呼吸的一种手术。可迅速解除或防止呼吸道梗阻，减少呼吸道无效腔，维持有效通气。

（一）适应证

（1）需迅速解除呼吸道梗阻者。

（2）有气管异物者。

（3）需长时间应用呼吸机辅助呼吸者。

（4）预防性气管切开：如某些口腔、鼻咽、颌面、咽、喉部大手术，为了便于麻醉管理和防止误吸，可施行预防性气管切开。

（二）禁忌证

（1）严重出血性疾病患者。

（2）气管切开部位以下病变引起呼吸道梗阻者。

（三）术前准备

1. 用物准备　气管切开包一套、无菌手套、皮肤消毒用品、局部麻醉药、吸痰管、吸引器、气管套管及呼吸机等。

2. 患者准备　向意识清醒的患者说明手术的目的和必要性，给予足够的心理支持，取得患者理解。

（四）操作方法

1. 患者体位　患者取仰卧位，垫肩，头后仰，保持正中位。如患者呼吸困难严重不能取仰卧位，可取半卧位。小儿要注意固定头部。常规消毒，铺无菌巾。

2. 麻醉　沿颈前正中上自甲状软骨下缘，下至胸骨上窝，用局部麻醉药浸润麻醉。

3. 切口　多采用直切口，自甲状软骨下缘至胸骨上窝处，沿颈前正中线做长 3～5 cm 的切口，逐层暴露气管（图 6-33）。切开第 3～4 或第 4～5 气管软骨环，撑开气管切口，吸出气管内分泌物及血液。

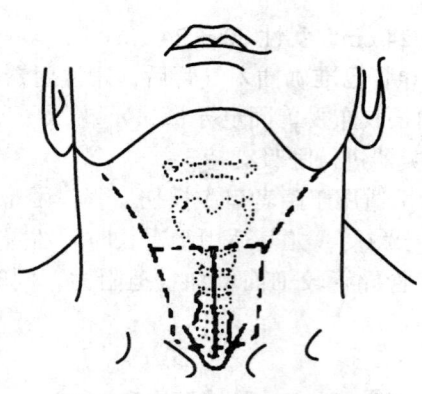

图 6-33 气管切开术切口位置

4. 插入气管套管　以弯钳或气管切口扩张器撑开气管切口，插入大小合适、带有管芯的气管套管，插入外管后，立即取出管芯，放入内管，吸净分泌物，并检查有无出血。

5. 伤口处理　气管套管上的带子系于颈部，打成死结以牢固固定。最后用一块开口纱布垫于伤口与套管之间。

 考点提示

气管切开术切口位置。

（五）护理要点

1. 病室环境　保持病室环境安静、清洁、空气新鲜，室温保持在 21 ℃左右，湿度保持在 60% 左右，气管套管口覆盖 2～4 层无菌盐水纱布，室内经常洒水，或应用加湿器，定时以紫外线消毒室内空气。

2. 气管套管要固定牢固　固定松紧以能伸入一指为宜，过紧影响血液循环，过松套管容易脱出。

3. 保持内套管清洁通畅　根据分泌物多少定期冲洗、消毒内套管。内套管每日清洁消毒不少于 4 次，防止分泌物干结阻塞内套管。内套管取出时间不可超过 30 分钟，以免外套管管腔因分泌物干稠结痂而堵塞。充分湿化气道，及时清除气道内的分泌物。吸痰时注意无菌操作，防止感染发生。

4. 预防切口感染　保持气管切口处周围皮肤清洁、干燥，及时更换敷料。注意观察伤口有无红、肿、分泌物增多、分泌物颜色等感染征象。

5. 及时处理套管阻塞或脱出　气管切开后患者再次发生呼吸困难，应考虑如下情况。

（1）内套管阻塞：立即拔出内套管，清洁后再放入。

（2）外套管堵塞：应继续气道湿化与吸引、吸氧，同时立即通知医生，并做好换管或重新置管等用物准备。

（3）套管脱出：立即重新插入。

6. 密切观察　密切观察有无出血、皮下气肿、气胸、感染等并发症的发生。

7. 拔管护理　拔管前须先堵管，然后再拔管。先将气管切开套管堵塞 1/2，观察 24～48 小时，若患者呼吸正常且自行排痰，可将气管切开套管全部堵塞，继续观察 48 小时，如无不适，可考虑拔除气管切开套管。拔管后 1～2 天，注意观察呼吸情况。

三、环甲膜穿刺术

环甲膜穿刺术是在紧急情况下的气道开放技术。其目的是通过穿刺环甲膜，建立一个临时的、新的呼吸通道，以紧急缓解患者的窒息、缺氧、呼吸窘迫等状况。它是院前保证呼吸道通畅的简便、实用的急救技术，只有在非常紧急的情况下才实施，为后续的救治赢得宝贵时间。

（一）适应证

（1）急性上呼吸道梗阻者。

（2）喉源性呼吸困难者（如白喉、喉头严重水肿）。

（3）颈部或面颌部外伤所致气道阻塞需立即通气急救者。

（4）气管插管有禁忌证或病情紧急需快速开放气道者。

（二）禁忌证

（1）有出血倾向者。

（2）已明确呼吸道梗阻发生在环甲膜水平以下者。

（三）术前准备

1. 用物准备　环甲膜穿刺针或用于通气的粗针头、无菌注射器、1%丁卡因、供氧装置。

2. 患者准备　向患者说明施行环甲膜穿刺术的目的，消除不必要的顾虑。

（四）操作方法

1. 患者体位　患者取去枕平卧位或斜坡卧位，肩部垫一个小枕，头尽量后仰。

2. 确定穿刺部位　以甲状软骨和环状软骨之间正中处凹陷位上的环甲膜作为穿刺部位。

3. 局部消毒、麻醉　常规消毒，使用1%丁卡因局部麻醉。

4. 穿刺　术者消毒左手示指和中指，并用两指固定环甲膜两侧，右手持环甲膜穿刺针从环甲膜处垂直刺入，当针头刺入气道时，即可感到有落空感，将针芯取出，穿刺针管口有空气排出，患者可出现咳嗽反射。

5. 供氧　连接呼吸装置，持续给氧。

6. 整理用物　做好记录。

（五）护理要点

（1）穿刺针不要进针过深，避免损伤咽喉壁。

（2）穿刺完成后必须回抽空气，确认针头在喉腔内。

（3）注意观察穿刺部位，如有明显出血，应及时止血，以防血液流入气管内造成窒息。

（4）密切观察患者的生命体征，特别是呼吸频率及缺氧的改善情况。

（5）环甲膜穿刺术只是呼吸复苏的一种急救措施，故穿刺针留置时间不宜过长，一般不超过24小时。有条件时尽早行气管切开。

四、呼吸机的使用

呼吸机是利用机械动力将气体送入肺内，以改善肺通气和肺换气，防止缺氧和二氧化碳潴留，有效治疗呼吸衰竭和抢救呼吸停止患者的通气装置。借助呼吸机建立气道口与肺泡间的压力差，给予呼吸功能不全患者以呼吸支持，即利用机械装置来代替、控制和改变自主运动的治疗措施，称为机械通气。

（一）适应证

1. 任何通气、换气功能障碍患者　各种原因引起的急性缺氧和CO_2气体交换障碍导致的呼吸停止或通气不足。如急性呼吸衰竭、慢性呼吸衰竭急性加重、急性呼吸窘迫综合征（acute respiratory distress syndrome，ARDS）、中枢性呼吸衰竭、周围性呼吸衰竭、严重胸部创伤等。

2. 预防性通气治疗　手术麻醉苏醒、重大外科手术后、小儿心胸外科等，为预防术中、术后呼吸功能紊乱，进行通气支持。

3. 其他　呼吸功能不全者需进行纤维支气管镜检查。颈部和气管手术者，通常采用高频通气支持。

（二）禁忌证

呼吸机的应用原则上没有绝对的禁忌证，凡是呼吸衰竭、呼吸困难患者均可使用呼吸机。但张力性气胸、未经引流的气胸及肺大疱患者使用呼吸机可能会使疾病加重。在出现致命性通气或氧合障碍时，应积极处理原发病。同时，也应不失时机地应用呼吸机管路给予治疗。

（三）操作方法

1. 操作前准备

（1）评估患者：评估患者的年龄、体重、病情、意识、有无呼吸功能不全及发病的相关因素；是否建立了人工气道（气管插管或气管切开）；有无紧张、焦虑和恐惧等心理反应；清醒的患者对使用呼吸机的相关知识的了解情况。

（2）操作者准备：操作者衣帽整洁，洗手，戴口罩。熟悉各种呼吸机的原理和操作方法。

（3）患者准备：患者及其家属了解使用呼吸机的目的、方法、注意事项、并发症及配合要点，并签署知情同意书，愿意接受和配合治疗。

（4）用物准备：呼吸机及其管道、湿化器、无菌蒸馏水、完整的供氧设备、吸痰装置和用物，多功能监护仪、管道固定夹、模拟肺、电插板和抢救药物等。

（5）环境准备：环境整洁、安静、空气清新，湿度和温度适宜。

2. 操作步骤

（1）呼吸机准备：连接呼吸机管道和模拟肺，连接电源和氧气装置。

（2）开机自检：接通电源，打开呼吸机和加温湿化器开关，待呼吸机自检，确认呼吸机正常运作。加温湿化器通电加温5分钟后方可给患者使用，温度一般设置为32～36℃。

（3）正确选择通气模式：根据患者需要在呼吸机面板上选择通气模式。

1）控制通气：呼吸机提供全部的呼吸做功，完全替代患者的自主呼吸。此种模式适用于严重呼吸抑制或呼吸停止的患者。

2）辅助通气：呼吸做功由患者和呼吸机共同完成，依靠患者的自主吸气触发呼吸机按照预设的潮气量或吸气压力进行通气支持。此种模式适用于呼吸中枢驱动正常的患者。

3）辅助/控制通气：是控制通气（CV）和辅助通气（AV）两种模式的结合。控制通气即当患者自主呼吸频率低于预置频率或患者吸气不能触发呼吸机送气时，呼吸机以设置的潮气量和通气频率进行正压通气。辅助通气即当患者的吸气能触发呼吸机时，呼吸机以高于预置频率进行通气。

4）同步间歇指令通气：是一种可以与患者的自主呼吸同步的呼吸模式。在触发窗内，患者可触发和自主呼吸同步的指令正压通气，在两次指令之间触发窗外允许患者自主呼吸。此种模式可作为长期机械通气患者的撤机过渡。

5）压力支持通气：在患者有自主呼吸的前提下，当患者触发吸气时，呼吸机以预设的压力释放气流，使患者每一次吸气都能接受一定水平的压力支持，可减少患者呼吸做功。此种模式是撤机的一种过渡模式。

6）持续气道正压：在患者有自主呼吸的前提下，整个呼吸周期内气道均保持正压，患者完成全部的呼吸功。此种模式适用于通气正常的患者，可防止气道和肺泡的萎陷，降低患者呼吸做功。

（4）通气参数选择与调节：根据患者情况设定各参数（表6-1）。

表 6-1 呼吸机主要参数的设置

项目	数值
呼吸频率（R）	12～20 次/分
每分通气量（VE）	8～10 L/min
潮气量（TV）	5～12 ml/kg（通常在 600～800 ml）
吸呼比（I/E）	1:（1.5～3）
呼气末正压（PEEP）	0.49～0.98 kPa
吸氧浓度（FiO_2）	30%～40%（一般应<60%）

（5）设置报警界限和呼气安全阀：按照呼吸机的报警参数，参照说明书，并根据患者情况进行调整。呼气安全阀或压力限制一般设置在维持正压通气峰压上 5～10 cmH_2O。

（6）连接人工气道：待模拟肺充气正常，再次确认管道连接正确，仪器无漏气、无报警后，协助患者取舒适体位，取下模拟肺，连接患者的人工气道。

（7）观察通气效果：密切观察患者呼吸改善情况，通气量合适时患者两侧胸壁运动对称，听诊两肺呼吸音清晰、一致。生命体征平稳，呼吸机与患者呼吸一致，提示机器工作正常。

（8）用物处理与健康指导：洗手，整理床单位，物品归还原处。向患者及其家属交代呼吸机使用过程中的要求和注意事项。

（9）观察和记录：严密监测生命体征、皮肤颜色和血气分析结果，并做好记录，登记呼吸机开始使用的时间、有关呼吸模式及参数设置情况。

（四）注意事项

1. **严密监测病情**　观察患者原发病、生命体征、皮肤颜色、胸廓起伏和缺氧的改善情况。使用呼吸机 30 分钟后做动脉血气分析。根据动脉血气分析的监测结果随时调整呼吸机各项参数。重视报警信号并及时处理，保持呼吸道通畅。

2. **预防医院感染**　按医院感染管理规范进行有效的洗手，是防止呼吸机相关性肺炎（ventilator-associated pneumonia，VAP）最重要和最简便易行的措施。氧气面罩和一次性雾化吸入面罩专人专用。加强患者营养，做好生活护理，特别是口腔和皮肤护理。

知识链接

呼吸机相关性肺炎

呼吸机相关性肺炎（VAP）是指机械通气 48 小时后至拔管后 48 小时内出现的肺炎，是医院获得性肺炎（hospital-acquired pneumonia，HAP）的重要类型，其中机械通气≤4 天内发生的肺炎为早发性 VAP，≥5 天者为晚发性 VAP。

VAP 是机械通气过程中常见而又严重的并发症之一，患者一旦发生 VAP，易造成脱机困难，从而延长住院时间，增加住院费用，严重者甚至威胁患者的生命，导致患者死亡。

3. **加强安全管理**　使用呼吸机期间，患者床旁备有简易呼吸囊、吸痰和供氧装置，若患者严重缺氧，应立即寻找原因（套管口是否紧贴气管壁等）并及时处理。应锁住呼吸机可移动的轮子，防止滑动；保持机器与患者之间有一定的距离，防止患者触摸或调整旋钮。呼吸机管道应妥善固定，避免过分牵拉。在协助患者进行翻身、拍背时，应调节呼吸机支架，预留出一定空间。

（五）呼吸机的撤离

1. 撤机指征

（1）导致呼吸衰竭的原发病因已去除，患者自主呼吸能力强，咳嗽反射良好。

（2）$FiO_2 < 40\%$。

（3）血气分析正常。

> **考点提示**
>
> 呼吸机撤机指征。

2. 方法　根据不同病情选用适当的撤机方法。

（1）直接撤机：适用于原心肺功能好、支持时间短的患者；患者自主呼吸良好，且不耐受气管插管，直接撤离呼吸机，让其自主呼吸。测量潮气量 > 5 ml/kg，RR > 10 次/分，MV > 0.1 L/kg，咳嗽反射恢复，可拔除气管导管。必要时经面罩或鼻导管吸氧。

（2）呼吸机过渡：可用同步间歇指令通气（synchronized intermittent mandatory ventilation，SIMV）、压力支持通气（pressure support ventilation，PSV）、每分钟指令通气（minute mandatory ventilation，MMV）、容积支持通气（volume support ventilation，VSV）等模式过渡。

（3）间接撤机：如射流给氧、"T"型管给氧，注意监测 SpO_2，逐渐延长脱机时间，宜在白天进行。

3. 停机后监护　密切观察患者的呼吸情况，一旦出现以下变化，应立即行二次插管机械辅助通气。

（1）患者烦躁不安、发绀、呼吸频率明显加快，出现鼻翼扇动、三凹征等呼吸困难表现。

（2）心脏手术后患者出现低心排血量。

（3）拔管后喉头水肿或痉挛导致通气困难。

（4）心率增快或减慢，血压下降或突然出现心律失常。

（5）$PaO_2 \leq 8$ kPa（60 mmHg），$PaCO_2 \geq 6.7$ kPa（50 mmHg）。停机后，患者由于长时间的气管内刺激，常有咳嗽、痰液黏稠，应加强呼吸道湿化，鼓励患者咳痰。疑有喉头水肿者，可适当用地塞米松喷喉或静脉滴注。

> **思政园地**
>
> **生命至上，决不放弃**
>
> 　　江苏淮安一位女士因胸痛被送往医院，途中突发心呼吸、心搏骤停，情况万分紧急。医护人员立即给予持续胸外按压、电除颤、气管插管呼吸机辅助呼吸等，但30分钟后患者仍为室颤状态！经历第5次电除颤失败。家属失去希望，忍不住在抢救室外抱头痛哭。此时，参与抢救的医护人员没有放弃，继续抢救！大家坚持不停地按压、用药、除颤……患者被紧急送往导管室行冠脉造影发现左前降支已完全闭塞，随即进行介入治疗。终于，"有心跳了！"因持续徒手心脏按压而满头大汗的护士长高兴地喊了起来。但很快患者再次发生心室颤动，医护人员不敢松懈，继续抢救，进行第7次电除颤！50分钟后患者恢复窦性心律，转危为安。
>
> 　　生命至上，决不放弃！这就是医务人员救死扶伤神圣职责的意义所在。

自 测 题

一、选择题

1. 不宜使用止血带止血的部位是
   A. 前臂　　　　　　　B. 上臂　　　　　　　C. 小腿
   D. 大腿　　　　　　　E. 头部

2. 关于伤口包扎，正确的是
   A. 从上向下，从左到右　　　　　　B. 从近心端到远心端
   C. 固定绷带打结应在肢体内侧　　　D. 可在骨隆凸处打结
   E. 不可随意还纳外露的肠内容物

3. 固定的目的是
   A. 防止骨折断端移位　　B. 复位　　　　　　　C. 防止污染
   D. 止痛　　　　　　　E. 止血

4. 担架搬运时，伤病员的体位正确的是
   A. 头部向后，足部向前　　　　　　B. 头部向前，足部向后
   C. 俯卧，足部向前　　　　　　　　D. 仰卧，足部向前
   E. 侧卧，足部向前

5. 前臂出血可压迫的动脉是
   A. 腋动脉　　　　　　B. 肱动脉　　　　　　C. 面动脉
   D. 尺动脉　　　　　　E. 颈动脉

6. 除颤前，电极板放置的位置是
   A. 一个置于胸骨右缘第 2 肋间隙，另一个置于左腋中线第 5 肋间隙
   B. 一个置于右前壁锁骨下，另一个置于背部左肩胛下
   C. 一个置于心尖部，另一个置于患者背后右肩胛角
   D. 一个置于左肩胛下区，另一个置于胸骨左缘第 4 肋间隙水平
   E. 一个放于胸骨右缘锁骨下，另一个置于左锁骨中线第 4 肋间隙

7. 关于心脏电复律的说法，正确的是
   A. 室性心动过速采用非同步电复律
   B. 除颤后不用再进行心脏按压
   C. 两个电极板放置距离不要超过 10 cm
   D. 除颤前确认其他人员与患者和床无接触
   E. 除颤一次后不能反复除颤

8. 张护士夜间巡视病房，发现 5 床患者出现抽搐，心电图示心室颤动，下列做法不妥的是
   A. 立即推除颤仪到患者床旁，通知医师
   B. 观察心电图为细颤波，遵医嘱用药使细颤转为粗颤，提高除颤成功率
   C. 除颤前再次确认心电图为心室颤动
   D. 紧急情况下不必涂抹导电膏
   E. 除颤成功后安慰患者

9. 急性呼吸衰竭最有效的治疗措施是
   A. 机械通气　　　　　B. 保持气道通畅　　　C. 氧疗

D. 药物治疗　　　　　　　　E. 胸外心脏按压

10. 气管插管患者使用人工呼吸器时，气囊内注入空气的量为
    A. 1～2 ml　　　　　　B. 8～10 ml　　　　　　C. 12～14 ml
    D. 10～15 ml　　　　　E. 11～12 ml

11. 下列关于气管插管的操作，错误的是
    A. 采用头后伸仰卧位
    B. 检查口腔有无义齿及牙齿松动
    C. 将套囊注入空气，注气量以不漏气为准
    D. 深度以越过声门 6～8 cm 为宜
    E. 气管插管留置时间不宜过长

12. 王先生，患有破伤风，频繁抽搐，呼吸道分泌物较多，有窒息的危险，为保持呼吸道通畅，应采取的措施是
    A. 吸痰、给氧　　　　B. 超声雾化吸入　　　　C. 气管插管、辅助呼吸
    D. 气管切开　　　　　E. 环甲膜穿刺

13. 患者，男性，75岁，晨起在公园习惯性活动时突然倒地，呼之不应，意识丧失，颈动脉未触及搏动。现场人员紧急呼叫"120"，几分钟后患者被救护车急速转运至医院。建立静脉通道后，心肺复苏的首选药物为
    A. 利多卡因　　　　　B. 肾上腺素　　　　　　C. 去甲肾上腺素
    D. 阿托品　　　　　　E. 洛贝林

二、简答题

1. 心脏电复律的禁忌证有哪些？
2. 呼吸机撤机指征有哪些？

三、案例分析

王爷爷，70岁。无明显诱因持续胸骨后疼痛，呈压榨样，无放射痛。伴有胸闷、大汗，伴头晕，呕吐1次，呕吐物为胃内容物，无心悸、呼吸困难、咳嗽、咯血，无意识丧失，休息后不能缓解。心电图检查示：V_1～V_5 导联 ST 段抬高。患者被紧急送往导管室行冠脉造影。在运送过程中，患者突然双眼上翻，心电图出现振幅高低不一、大小不同的曲线，医务人员立即给予抢救。

请回答：
1. 该患者最可能的疾病诊断是什么？
2. 针对患者的突发情况，作为运送护士，应如何抢救患者？

（王伟平）

第七章 急性中毒患者的救护

学习目标

1. 描述常见急性中毒患者的中毒表现、救治要点及护理措施。
2. 能够为急性中毒患者进行紧急处置及提供健康教育。
3. 通过本章内容的学习，树立珍惜生命、关爱生命、紧急救治的意识。

第一节 概 述

中毒是指某些物质接触或进入人体，达到一定量后与体液、组织相互作用，进而损害组织、破坏神经及体液调节功能，引起一系列临床症状和体征。急性中毒是指有毒的化学物质短时间内或一次大量进入人体而造成组织、器官器质性或功能性损害。急性中毒发病急骤、症状凶险、变化迅速，如不及时救治，常危及患者的生命。

一、病因与中毒机制

（一）病因

1. 生活性中毒　在日常生活过程中接触引起的中毒称为生活性中毒，如误食、意外接触有毒物质、用药过量、自杀或故意投毒谋害。
2. 职业性中毒　职业性中毒是工作中不注意劳动保护或违反安全防护制度，密切接触有毒原料、中间产物或成品而发生的中毒。

（二）毒物在体内的过程

1. 毒物进入人体的途径

（1）消化道：很多毒物，如有机磷杀虫药、毒蕈、乙醇、河豚毒素、催眠药经消化道进入人体。胃和小肠是消化道吸收的主要部位。

（2）呼吸道：气态、烟雾态和气溶胶态的毒物，如一氧化碳、硫化氢、砷化氢大多经呼吸道进入人体，直接进入血液循环，作用于各组织器官。这是毒物进入人体最方便、最迅速，也是毒性作用发挥最快的一种途径。

（3）皮肤及黏膜：一般情况下，经皮肤吸收的毒物很少，且吸收速度也很慢。但以下几种情况，毒物可经皮肤吸收。

1）脂溶性毒物：如有机磷杀虫药、苯类，可穿透皮肤的脂质层被吸收。

2）腐蚀性毒物：如强酸、强碱，可造成皮肤直接损伤。

3）局部皮肤有损伤时，不能经完整皮肤吸收的毒物，也会大量吸收。

4）环境高温、高湿、皮肤多汗等情况下，也会增加皮肤对毒物的吸收。

（4）经静脉直接进入人体：部分毒物可经静脉注射或皮下注射吸收入静脉而进入人体。

2. 毒物的代谢

（1）毒物的分布：毒物被吸收进入血液后，分布于体液和组织中，达到一定浓度后呈现毒性作用。影响毒物在体内分布的主要因素为毒物与血浆蛋白的结合力、毒物与组织的亲和力以及毒物通过某些屏障（如血脑屏障）的能力。

（2）毒物的转化：毒物在体内代谢转化的场所主要在肝，通过氧化、还原、水解和结合等方式来完成。大多数毒物经代谢后毒性降低，但也有少数毒物［如对硫磷（1605）氧化成对氧磷］代谢后，其毒性可增加数百倍。

3. 毒物的排泄　肾是排泄毒物及其代谢产物最有效、最重要的途径。口服毒物主要经肾从尿中排出，未被吸收的毒物可通过呕吐物和粪便排出，挥发性毒物可经呼吸道排出，少数毒物经汗腺、唾液腺、乳腺排出。有些毒物排出速度缓慢，蓄积在体内某些组织或器官内，可造成慢性中毒。

（三）中毒机制

1. 局部刺激和腐蚀　强酸、强碱可引起局部组织刺激、腐蚀坏死。
2. 缺氧　一氧化碳与血红蛋白结合形成不易解离的碳氧血红蛋白，使血红蛋白丧失携氧能力，阻碍氧的吸收、输送和利用。
3. 中枢神经抑制　有机溶剂可通过血脑屏障，作用于中枢神经系统，抑制脑功能。
4. 抑制酶的活力　有机磷杀虫药抑制胆碱酯酶，氰化物抑制细胞色素氧化酶，重金属抑制含巯基酶。
5. 干扰细胞膜和细胞器的生理功能　四氯化碳经代谢产生自由基，作用于细胞膜结构，产生脂质过氧化。
6. 竞争受体　阿托品可阻断M胆碱受体产生毒性作用。

二、病情评估

（一）中毒史

对任何中毒，都要了解发病现场情况，查明患者接触毒物情况。神志清楚者询问本人，神志不清者或企图自杀者应该向患者的家属或现场目击者了解情况。

1. 职业性中毒　要了解职业史，包括工种、工龄、接触毒物的种类及时间、环境条件、防护措施以及在相同的条件下其他人员有无发病。
2. 生活性中毒　①对怀疑有服毒可能的患者，要了解患者的生活情况、精神状态、长期服用药物的种类以及发病时身边有无药瓶、药袋，家中的药物有无缺少，并且估计服药的时间和剂量。②对一氧化碳中毒患者，要了解室内的火炉、烟囱、煤气及当时室内的其他人员情况。③对食物中毒患者，要询问进餐情况、进餐时间及其他同时进餐者有无同样的症状，同时搜集剩余食物、胃内容物和呕吐物送检，并了解其气味、性状。

（二）临床表现

各种中毒的症状和体征取决于毒物的毒理作用、进入机体的途径、剂量和机体的反应性。

1. 神经系统症状　神经毒物直接作用于中枢神经系统，使脑实质受损而引起急性中毒性脑病，主要表现为不同程度的意识障碍，如昏迷、谵妄、惊厥。也可出现颅内压增高症状，如血压上升、脉搏变慢、喷射状呕吐。如有脑疝形成，则表现为双侧瞳孔不等大。而毒物作用于周围神经系统可引起周围神经病变，表现为肢体瘫痪、肌纤维颤动等。
2. 呼吸系统症状　①刺激症状：各种刺激性及腐蚀性气体，如强酸雾、甲醛溶液，患者表现为咳嗽、胸痛、呼吸困难，严重者可发生急性肺水肿。②呼出气味：有机磷杀虫药中毒患者呼气有大蒜味，氰化物中毒患者呼气有苦杏仁味。③呼吸频率、节律异常：亚硝酸盐、一氧化碳中毒导致呼吸加快，催眠药、吗啡中毒出现呼吸减慢。
3. 循环系统症状　多种毒物可引起休克。毒物也可直接损害心肌，引起心律失常、心搏骤停等。

4. 消化系统症状 ①口腔炎：腐蚀性毒物可引起口腔黏膜糜烂、齿龈肿胀和出血等。②几乎所有毒物均可引起呕吐、腹泻等急性胃肠炎表现。③呕吐物的颜色和气味：如高锰酸钾中毒呕吐物呈红色或紫色，硫酸或硝酸中毒呕吐物呈黑色或咖啡色，有机磷杀虫药中毒呕吐物有大蒜味等。④肝受损：毒蕈、四氯化碳、某些抗癌药等可引起黄疸、转氨酶升高、腹水等肝功能障碍表现。

5. 血液系统症状 可表现为溶血性贫血、白细胞计数减少、出血等。

6. 泌尿系统症状 主要为急性肾衰竭症状，表现为少尿或无尿。

7. 皮肤及黏膜症状 ①皮肤灼伤：见于强酸、强碱等引起的腐蚀性损害，如硫酸灼伤呈黑色，硝酸灼伤呈黄色。②发绀：如亚硝酸盐、磺胺类药、非那西丁、麻醉药等中毒。③樱桃红色：见于一氧化碳、氰化物中毒。④大汗：常见于有机磷杀虫药中毒。

8. 眼部症状 ①瞳孔缩小：见于有机磷杀虫药、吗啡、毒扁豆碱等中毒。②瞳孔扩大：见于阿托品、毒蕈、曼陀罗等中毒。③视力障碍：见于甲醇、有机磷杀虫药、苯丙胺等中毒。

（三）辅助检查

1. 血液检查 血液检查包括外观、生化检查、凝血功能检查、动脉血气分析、异常血红蛋白监测和酶学检查。

2. 尿液检查 尿液检查包括外观颜色、尿液的成分等检查。

3. 毒物检测 毒物检测有助于确定毒物和估计中毒的严重程度。早期留取剩余毒物或可能含毒的标本，如呕吐物、胃内容物、血、尿、粪便等，尽量不放防腐剂。

（四）病情判断

1. 一般情况 包括神志、体温、脉搏、呼吸、血压、血氧饱和度、皮肤色泽、瞳孔、心率、心律、尿量及尿液性状等。生命体征的变化与病情严重程度基本吻合。

2. 毒物情况 毒物的种类、剂量、中毒时间、院前处置情况。

3. 有无严重并发症 患者病情危重的信号是：①深度昏迷；②癫痫发作；③高热或体温过低；④高血压或休克；⑤严重心律失常；⑥肺水肿；⑦吸入性肺炎；⑧呼吸功能衰竭；⑨肝衰竭；⑩少尿或肾衰竭。

三、救治与护理

（一）救治原则

急性中毒的特点是发病急骤、进展迅速、病情多变。因此，医护人员必须争分夺秒地对患者进行有效救治。

1. 立即终止接触毒物

（1）迅速脱离有毒环境：对吸入性中毒者，应迅速将患者抬离有毒环境，将患者移到上风向空气新鲜处，保暖。对皮肤接触性中毒者，立即移离中毒现场，除去污染衣物，使用大量清水冲洗。

（2）维持基本生命体征：对心搏骤停者，应立即给予心肺复苏，并迅速建立静脉通道，以保证各项治疗顺利进行。对呼吸道梗阻者，应立即清理呼吸道，解除梗阻。尽早采用气管插管、给氧和呼吸机治疗。

（3）做好防护措施：进入含有高浓度毒物的现场，或在空气中氧浓度大幅度降低的现场抢救患者，必须要有防护措施。进行口对口人工呼吸时，救护人员要避免吸入患者呼出的毒气，防止中毒。

2. 清除尚未吸收的毒物

（1）吸入性中毒：将患者搬离有毒环境后，移至上风或侧风方向，使其呼吸新鲜空气；保持呼吸道通畅，及时清除呼吸道分泌物，防止舌后坠；及早吸氧，必要时使用呼吸机或采用高压氧治疗。

（2）接触性中毒

1）皮肤染毒：立即除去被污染的衣物，用大量流动清水彻底冲洗污染的皮肤，包括毛发、指甲、皮肤皱褶处。清洗时切忌用热水或用少量水擦洗，以避免局部血液循环加快，导致毒物快速吸收。患者皮肤接触腐蚀性毒物，冲洗时间应为15～30分钟，可选择相应的中和剂或解毒药冲洗（表7-1）。

表 7-1 常用皮肤清洁剂

毒物种类	皮肤清洁剂
酸性（有机磷杀虫药、挥发性油剂、甲醛、强酸等）	5%碳酸氢钠或肥皂水
碱液（氨水、氢氧化钠）	3%～5%硼酸、醋酸、食醋
苯类、香蕉水	10%乙醇
无机磷（磷化锌、黄磷）	1%硫酸铜

2）眼部染毒：如毒物污染眼内，不应使用药物中和，以免发生化学反应造成角膜、结膜损伤，应立即用流动清水或生理盐水冲洗，冲洗时间至少为10分钟。

3）伤口染毒：应在伤口上方结扎止血带，再彻底清洗、清创伤口。

（3）食入性中毒：常用催吐、洗胃、导泻、灌肠、吸附剂等方法清除胃肠道尚未吸收的毒物。毒物消除越早、越彻底，病情改善越明显，预后越好。

1）催吐：适用于神志清醒、合作的口服中毒患者。只要胃内尚有毒物存留，就应催吐。催吐常在洗胃之前，可起到减少吸收、迅速清除毒物的作用。催吐的一种方法是采用压舌板或手指刺激咽后壁或舌根诱发呕吐，呕吐前可令患者先饮用适量温水，如此反复进行，直至胃内容物完全呕出。另一种方法是口服吐根糖浆10～20 ml或皮下注射5～10 mg阿扑吗啡（儿童及严重呼吸抑制者忌用）诱发呕吐。以下情况禁忌催吐：①误服强酸、强碱及其他腐蚀性毒物中毒者。②处于昏迷、惊厥状态者。③年老体弱、妊娠期妇女。④原有高血压、冠心病、休克等疾病者。

催吐时，患者采取左侧卧位，头部放低，面向左侧；幼儿应俯卧，头向下，以防止呕吐物被吸入气管发生窒息或吸入性肺炎。

2）洗胃：洗胃越早越好，一般在摄入毒物4～6小时内洗胃效果最好。但如毒物胃排空慢（有机磷杀虫药中毒）、量大、颗粒小（易嵌入黏膜皱襞内），由于部分毒物仍残留在胃内，摄入毒物超过6小时仍要洗胃。紧急情况下或毒物不明时，一般使用清水或生理盐水洗胃。若已知毒物种类，可直接选择适宜的解毒药。腐蚀性毒物中毒，早期可用蛋清、牛奶、米汤等保护胃黏膜。洗胃后可使用吸附剂，其主要作用为氧化、中和或沉淀毒物。常用活性炭，成人用法为活性炭50 g加入200 ml温水中，儿童用量酌减，洗胃后口服或经胃管注入，再吸出，可反复多次。洗胃液温度应控制在35 ℃左右，每次灌洗量为300～500 ml。以下情况禁忌洗胃：①腐蚀性毒物中毒者。②食管静脉曲张者，近期有上消化道出血或胃穿孔者。③惊厥未控制者以及有严重心脏疾病或主动脉瘤者。

洗胃过程中应密切观察，防止误吸，有出血、窒息、抽搐及胃管堵塞者，应立即停止洗胃。常用洗胃液及其适应证列于表7-2。

表 7-2　常用洗胃液及其适应证

洗胃液	适应证	注意事项
清水或生理盐水	砷、硝酸银、溴化物及不明毒物	儿童宜用生理盐水
1∶5000 高锰酸钾	催眠药、氰化物、砷化物、无机磷	乙基对硫磷中毒禁用
2% 碳酸氢钠	有机磷杀虫药、苯、汞、香蕉水	美曲膦酯（敌百虫）及强酸中毒禁用
0.3% 过氧化氢	阿片类、氰化物、高锰酸钾	
鸡蛋清、牛奶	腐蚀性毒物、硫酸铜	
5%～10% 硫代硫酸钠	碘、汞、砷	
10% 活性炭	河豚毒素、生物碱	
0.3% 氧化镁	阿司匹林、草酸	
1%～3% 鞣酸	吗啡类、洋地黄、阿托品、毒蕈	

3）导泻：洗胃后，拔胃管前可由胃管注入导泻药，以清除进入肠道内的毒物。常用硫酸钠或硫酸镁，一般 15 g 溶于水，口服或经胃管注入。一般不用油脂类泻药，以免促进脂溶性毒物吸收。严重脱水及口服强腐蚀性毒物的患者禁止导泻。若镁离子吸收过多，对中枢神经系统有抑制作用，严重肾功能不全、呼吸衰竭、昏迷、磷化锌或有机磷杀虫药中毒晚期者不宜使用。

4）灌肠：除腐蚀性毒物中毒外，适用于口服中毒超过 6 小时、导泻无效者及抑制肠蠕动的毒物（如巴比妥类、颠茄类、阿片类）中毒患者。一般应用温盐水、清水或 1% 温肥皂水连续多次灌肠，以达到有效清除肠道内毒物的目的。

3. 促进已吸收毒物排出

（1）利尿：主要用于以原型由肾排泄的毒物，加强利尿可促进毒物排出，具体措施如下。

1）补液：大量快速输入液体，速度为 200～400 ml/h，一般以 5% 葡萄糖生理盐水或 5%～10% 葡萄糖溶液为宜，补液内加适量氯化钾。

2）利尿药：静脉注射或静脉滴注呋塞米等强利尿药。

3）碱化尿液：碳酸氢钠可碱化尿液，使有些化合物（苯巴比妥类、水杨酸）等离子化而减少其在肾小管的重吸收。

4）酸化尿液：碱性毒物（如苯丙胺、士的宁）中毒时，静脉滴注维生素 C 或氯化铵，使体液酸化，促进毒物排出。

（2）氧疗：适用于各种中毒引起的严重缺氧。吸氧可促进碳氧血红蛋白解离，加速一氧化碳排出。高压氧治疗是一氧化碳中毒的特效疗法。

（3）血液净化：包括血液透析、血液灌流和血浆置换。

1）血液透析：清除血液中分子量较小、水溶性强、蛋白结合率低的毒物，如水杨酸类、氨茶碱类。血液透析应尽早使用，一般在中毒 12 小时内透析效果最好，如时间过长，毒物与血浆蛋白结合后则不易透出。

2）血液灌流：是目前最常用的中毒抢救措施。对水溶性、脂溶性毒物均有吸附作用，能清除血液中的镇静催眠药、解热镇痛药、洋地黄、有机磷杀虫药等。

3）血浆置换：适用于与血浆蛋白结合率高、分布容积小的大分子药物中毒，如蛇毒中毒、砷中毒、洋地黄中毒。

4. 特效解毒药的应用　毒物进入人体后，除了尽快排除毒物外，尽早使用特异性的解毒药可取得明显的疗效。大多数毒物无特效解毒药，仅有少数毒物能利用相应药物达到解毒作用。

常用的特效解毒药有：依地酸钙钠（适用于铅中毒）、二巯丙醇或二巯丙磺钠（适用于砷、汞、金、锑中毒）、亚甲蓝（适用于亚硝酸盐、苯胺、硝基苯等中毒）、亚硝酸盐-硫代硫酸钠（适用于氰化物中毒）、碘解磷定或氯解磷定（适用于有机磷杀虫药中毒）、纳洛酮（适用于阿片类麻醉药中毒）、氟马西尼（适用于苯二氮䓬类药物中毒）。

5. 对症支持治疗　许多急性中毒尚无特效解毒药或解毒疗法。因此，对症支持治疗是维持重要脏器功能的另外一项重要抢救措施。如对急性中毒患者给予氧疗，保持呼吸道通畅，给予必要的营养支持，选择适当的抗生素预防感染。

（二）护理措施

1. 紧急护理措施　及时清除呼吸道分泌物，保持呼吸道通畅。根据病情给予氧气吸入，必要时气管插管。

2. 洗胃

（1）严格掌握洗胃的适应证、禁忌证。

（2）洗胃前做好各项准备工作。洗胃时严格规范操作，插胃管动作轻柔、快捷，插管深度适宜。严密观察病情，首次抽吸物应留取标本做毒物鉴定。

（3）拔胃管时，要先将胃管尾部夹住，以免拔管过程中管内液体反流入气管。拔管后，立即嘱患者用力咳嗽，或用吸引器抽吸患者口咽部或气管内的分泌物、胃内容物。

（4）洗胃后整理用物，观察并记录洗胃液的量、颜色及患者的反应，同时记录患者的基本生命体征。严格清洗和消毒洗胃机。防治洗胃并发症，如心搏骤停、窒息、胃穿孔、上消化道出血。

3. 病情观察　密切观察生命体征变化，维持水及电解质平衡，及时发现是否出现烦躁、惊厥和昏迷等神志改变、瞳孔变化和脏器功能改变。

4. 一般护理

（1）休息及饮食：急性中毒者应卧床休息、保暖。病情允许时，鼓励患者进食。

（2）口腔护理：吞服腐蚀性毒物者应特别注意口腔护理，密切观察口腔黏膜的变化。

（3）对症护理：对昏迷患者，保持呼吸道通畅，维持呼吸、循环功能，定时翻身；对惊厥患者，应保护患者避免受伤，应用抗惊厥药物；对尿潴留者，给予导尿等。

5. 心理护理　仔细评估患者的心理状况，尤其对服毒自杀者，要做好心理护理。

6. 健康指导　加强防毒宣传，向群众介绍有关中毒的预防和急救知识；不吃有毒或变质的食品；加强毒物管理，严格遵守有关毒物的防护和管理制度。

第二节　有机磷杀虫药中毒

案例导入 7-1

患者，女性，48岁，与丈夫吵架后服药，"意识模糊"1小时入院。患者呕吐物有大蒜味，出汗多。既往身体健康。体格检查：T 36.9 ℃，P 63次/分，R 31次/分，BP 92/53 mmHg，神志不清，皮肤湿冷，肌肉颤动，瞳孔呈针尖样，对光反射弱，流涎、流涕，双肺散在湿啰音。腹软，查体欠合作。脑膜刺激征（−），病理征（−）。血胆碱酯酶活力为参考值的28%。

问题与思考：

1. 该患者可能为何种毒物中毒？
2. 如果无法确定哪种毒物中毒，应选择何种洗胃液洗胃？
3. 遵医嘱静脉注射阿托品，达到阿托品化的表现有哪些？

有机磷杀虫药多呈油状或结晶状，呈淡黄色至棕色，稍有挥发性，且有大蒜味，一般难溶于水，不易溶于多种有机溶剂，在酸性环境中稳定，在碱性条件下易分解失效。但甲拌磷和三硫磷耐碱，美曲膦酯遇碱则变成毒性更强的敌敌畏。

知识链接

有机磷杀虫药的种类

我国生产的有机磷杀虫药的毒性按大鼠急性经口半数致死量（LD_{50}）可分为四类。
（1）剧毒类：LD_{50} < 10 mg/kg，如甲拌磷（3911）、内吸磷（1059）、对硫磷（1605）。
（2）高毒类：LD_{50} 10～100 mg/kg，如甲基对硫磷、氧化乐果、敌敌畏。
（3）中毒类：LD_{50} 100～1000 mg/kg，如乐果、美曲膦酯、倍硫磷。
（4）低毒类：LD_{50} 1000～5000 mg/kg，如马拉硫磷、辛硫磷、氯硫磷。

一、病因及中毒机制

（一）病因

1. **职业性中毒** 职业性中毒见于农药生产、包装、保管、运输、使用过程中防护不当或生产设备密闭不严，用手直接接触杀虫药原液等导致农药经皮肤或呼吸道中毒。

2. **生活性中毒** 生活性中毒由于自服、误服或摄入被药物污染的蔬菜、水源或食物所导致；滥用有机磷杀虫药治疗皮肤病或作为驱虫药也可发生中毒。

（二）毒物的吸收、代谢及排泄

有机磷杀虫药主要经胃肠道、呼吸道、皮肤和黏膜吸收，吸收后迅速分布于全身各器官，其中以肝浓度最高，其次是肾、肺、脾等，肌肉和脑最少。肝对毒物进行氧化和水解，一般氧化后毒性增强，之后经水解毒性降低。有机磷杀虫药的代谢产物主要经肾排泄，少量通过粪便、肺等排出。

（三）中毒机制

有机磷杀虫药的中毒机制主要是抑制体内胆碱酯酶的活性。正常情况下，胆碱能神经兴奋所释放的递质乙酰胆碱被胆碱酯酶水解为乙酸及胆碱而失去活性。有机磷杀虫药进入人体后，与体内胆碱酯酶迅速结合形成磷酰化胆碱酯酶，后者比较稳定，且无水解乙酰胆碱的能力，导致组织中的乙酰胆碱大量蓄积，引起胆碱能神经先兴奋后抑制的一系列毒蕈碱样、烟碱样和中枢神经系统症状，严重者可昏迷，甚至因呼吸衰竭而死亡。

 考点提示

有机磷杀虫药中毒的机制。

二、病情评估

（一）中毒史

有口服、喷洒或其他方式有机磷杀虫药接触史，应了解毒物的种类、剂量、中毒途径、中毒时间和中毒经过等。患者身体污染部位或呼出气、呕吐物中闻及有机磷杀虫药所特有的大蒜味。

（二）临床表现

有机磷杀虫药中毒的表现与毒物种类、剂量、侵入途径等密切相关。口服中毒者多在接触后 10 分钟至 2 小时发病，吸入中毒者可在接触后 30 分钟内发病，皮肤吸收中毒者常在接触后 2～6 小时发病。

1. **毒蕈碱样症状**　毒蕈碱样症状（muscarinic symptoms）又称 M 样症状，出现最早。主要是副交感神经兴奋所导致的平滑肌痉挛和腺体分泌增多。临床表现如下。①平滑肌痉挛：瞳孔缩小（严重时呈针尖样瞳孔）、恶心、呕吐、腹痛、腹泻、大小便失禁、气管及支气管痉挛导致呼吸困难等。②腺体分泌增加：多汗、流涎、流泪、流涕、肺水肿等。③心血管系统：表现为心动过缓、血压下降等。此类症状可用阿托品对抗。

2. **烟碱样症状**　烟碱样症状（nicotinic symptoms）又称 N 样症状。因乙酰胆碱在横纹肌神经肌肉接头处大量蓄积，持续刺激突触后膜上烟碱受体，引起横纹肌运动神经兴奋，表现为肌纤维颤动。患者常表现为先从小肌群（如面肌、舌肌、眼睑肌）开始，逐渐发展至四肢、全身横纹肌抽搐，患者常有全身紧缩和压迫感，继而发生肌力减退和瘫痪，甚至出现呼吸肌麻痹，引起呼吸衰竭。交感神经节后纤维兴奋释放儿茶酚胺使血管收缩，导致血压升高、心动过速。此类症状不能用阿托品对抗。

3. **中枢神经系统症状**　中枢神经系统受乙酰胆碱刺激后，出现头晕、头痛、乏力、烦躁不安、抽搐、意识不清、谵妄及昏迷。部分患者可出现呼吸、循环衰竭，甚至死亡。

4. **其他表现**

（1）中毒后反跳：某些有机磷杀虫药（如乐果和马拉硫磷）口服中毒者，经急救后临床症状好转，但在数日至 1 周后，病情突然急剧恶化，甚至发生昏迷、肺水肿或突然死亡，此为中毒后反跳。这种现象可能与残留在皮肤、毛发和胃肠道的有机磷杀虫药重新吸收或解毒药停用过早有关。

（2）迟发性多发性神经病：少数患者（如甲胺磷、敌敌畏、乐果中毒）在急性中毒症状消失后 2～3 周出现感觉型和运动型多发性神经病变，主要累及四肢末端，有烧灼、疼痛、麻木、下肢无力、瘫痪、四肢肌肉萎缩等表现。

（3）中间型综合征：是急性重度有机磷杀虫药（如甲胺磷、敌敌畏、乐果）中毒引起的一组以肌无力为突出表现的综合征。因其发生时间介于急性症状缓解后与迟发性多发性神经病之间，故称为中间型综合征。中间型综合征常发生在急性中毒后 1～4 天，主要表现为屈颈肌、四肢近端肌肉、第Ⅲ～Ⅶ对和第Ⅸ～Ⅻ对脑神经所支配的部分肌肉肌力减退，表现为眼睑下垂、眼外展障碍和面瘫；病变累及呼吸肌时，呼吸肌麻痹，可迅速进展为呼吸衰竭，甚至死亡。

 考点提示

有机磷杀虫药中毒的临床表现。

（三）辅助检查

1. **全血胆碱酯酶活力测定**　胆碱酯酶（cholinesterase，CHE）活力是诊断有机磷杀虫药中毒的特异性指标，对判断中毒程度、疗效和预后均极为重要。正常人 CHE 活力为 100%，降至 70% 以下即有临床意义，但需注意 CHE 活力下降程度并不与病情轻重完全平行。

2. **尿液有机磷杀虫药分解产物测定**　对硫磷和甲基对硫磷在体内氧化分解生成对硝基酚由尿液排出，美曲膦酯中毒后，美曲膦酯分解转化为三氯乙醇，检测尿液中的对硝基酚或三氯乙醇的含量，有助于有机磷杀虫药中毒的诊断。

（四）病情判断

1. **轻度中毒**　以毒蕈碱样症状为主，CHE 活力降为 50%～70%。

2. 中度中毒　出现典型毒蕈碱样症状和烟碱样症状，CHE 降为 30%～50%。

3. 重度中毒　除毒蕈碱样症状和烟碱样症状外，出现脑水肿、肺水肿、呼吸衰竭、抽搐、昏迷等，CHE 降至 30% 以下。

考点提示

有机磷杀虫药中毒严重程度的判断指标。

三、救治与护理

（一）紧急救治

1. 紧急复苏　急性有机磷杀虫药中毒患者常因肺水肿、呼吸肌麻痹、呼吸衰竭而死亡。一旦发生上述情况，应紧急采取复苏措施：清除呼吸道分泌物，保持呼吸道通畅并给氧，必要时应用机械通气。心搏骤停时，立即行心肺复苏等抢救措施。必要时可给予呼吸中枢兴奋药尼可刹米，忌用抑制呼吸中枢的药物，如吗啡、巴比妥。

2. 迅速清除毒物　立即将患者撤离中毒现场，彻底清除未被吸收的毒物。脱去污染的衣服，用清水或肥皂水彻底清洗污染的皮肤、头发、指甲等，然后用微温水冲洗干净。口服中毒者，用清水反复洗胃，直至洗出液清亮，然后用硫酸钠导泻。

3. 解毒药的应用　解毒药的应用原则为早期、足量、联合、重复用药。常用解毒药如下。①抗胆碱药：代表性药物为阿托品和盐酸戊乙奎醚。②胆碱酯酶复能剂，常用药物有碘解磷定、氯解磷定等，主要作用为使被抑制的胆碱酯酶恢复活力。③解磷注射液，是含有抗胆碱剂和胆碱酯酶复能剂的复方注射液，起效速度快，作用时间较长。

4. 对症治疗　有机磷杀虫药中毒患者的死因主要为呼吸衰竭，其原因是肺水肿、呼吸肌麻痹或呼吸中枢抑制，维持呼吸功能极为重要。及时给氧、吸痰，保持呼吸道通畅，必要时气管插管或气管切开，应用呼吸机通气，同时加强重要脏器的监护。肺水肿患者用阿托品、脑水肿患者用脱水药和糖皮质激素、冬眠疗法等，休克者用升压药。为防止病情反复，症状消失后停药至少 3～7 天。一旦症状重现，应及时抢救，同时加强对重要脏器的监测。

考点提示

有机磷杀虫药中毒常用解毒药的作用机制及应用原则。

（二）护理措施

1. 紧急护理措施　维持有效通气，清醒者可取半卧位，昏迷者头偏向一侧，及时、有效地清除呕吐物及呼吸道分泌物，做好气管插管和气管切开的护理，正确应用机械通气。可给予吸氧，氧流量为 4～5 L/min。

2. 洗胃护理　①洗胃要及早、彻底和反复进行，直至洗出液澄清无味。②如不能确定有机磷杀虫药的种类，则用清水或 0.45% 盐水洗胃。③美曲膦酯中毒时应用清水洗胃，忌用碳酸氢钠溶液和肥皂水洗胃。④洗胃过程中密切观察患者的生命体征变化，若发生呼吸、心搏骤停，立即停止洗胃并进行抢救。

3. 用药护理

（1）阿托品：可与乙酰胆碱争夺胆碱能受体，阻断乙酰胆碱作用，有效解除或减轻毒蕈碱样症状和中枢神经系统症状，改善呼吸中枢抑制。其对烟碱样症状和呼吸肌麻痹所致的周围性呼吸衰竭无效，对胆碱酯酶复活也无帮助。根据病情每 10～30 分钟或每 1～2 小时给药一次，直至毒蕈碱样症状消失或出现阿托品化表现，再逐渐减量或延长给药间隔时间。

阿托品化表现：①瞳孔较前扩大。②颜面潮红。③皮肤干燥，腺体分泌物减少、无汗、口干。④肺部湿啰音消失。⑤心率加快。

护理注意事项：①阿托品化和阿托品中毒的剂量接近，使用过程中应严密观察病情变化，区别阿托品化与阿托品中毒的表现（表7-3）。②阿托品中毒可导致心室颤动，应有效预防，给予充分吸氧，使血氧饱和度维持在正常水平。③注意观察并遵医嘱及时纠正酸中毒，因胆碱酯酶在酸性环境中作用减弱。④大量使用低浓度阿托品输液时，可发生血液低渗，导致红细胞破坏，发生溶血性黄疸。⑤一旦发生阿托品中毒，应立即报告医师，停用阿托品，必要时可用毛果芸香碱拮抗。

表7-3 阿托品化与阿托品中毒的主要区别

	阿托品化	阿托品中毒
神经系统	意识清楚或模糊	谵妄、躁动、幻觉、双手抓空、抽搐、昏迷
皮肤	颜面潮红、干燥	紫红、干燥
瞳孔	由小扩大后不再缩小	极度散大
体温	正常或轻度升高	高热，>40℃
心率	≤120次/分，脉搏快而有力	心动过速，甚至发生心室颤动

考点提示

阿托品化与阿托品中毒的表现。

（2）盐酸戊乙奎醚：为新型长效抗胆碱药，主要选择性作用于脑、腺体、平滑肌等部位的M_1、M_3型受体，对心脏和神经元突触前膜M_2型受体无明显作用，因此对心率影响小。

（3）胆碱酯酶复能剂：能使被抑制的胆碱酯酶恢复活力，对解除烟碱样症状效果明显，对毒蕈碱样症状作用较差，也不能对抗呼吸中枢的抑制，所以选择一种复能剂与阿托品合用，可取得协同效果。中毒后如果不及时应用复能剂治疗，被抑制的胆碱酯酶将在数小时至2～3天内变为不可逆性，即所谓"老化酶"，最后被破坏。复能剂对"老化酶"无效，故应早期、足量应用。

护理注意事项：①早期遵医嘱给药，边洗胃边应用特效解毒药，首次足量给药。②复能剂若应用过量、注射速度过快或未经稀释，可发生中毒，抑制胆碱酯酶，发生呼吸抑制，用药时应稀释后缓慢静脉注射或静脉滴注。③复能剂在碱性溶液中不稳定，易水解成有剧毒的氰化物，禁忌与碱性药物配伍使用。④碘解磷定药液刺激性较强，漏到皮下可引起剧痛及麻木感，应确定针头在血管内方可注射给药，不宜肌内注射给药。

4. 病情观察

（1）生命体征：有机磷杀虫药中毒所致呼吸困难较常见，在抢救过程中应严密观察患者的体温、脉搏、呼吸、血压，即使在阿托品化后也不应忽视。

（2）神志、瞳孔变化：多数患者中毒后即出现意识障碍，有些患者入院时神志清楚，但随着毒物的吸收很快陷入昏迷。瞳孔缩小为有机磷杀虫药中毒的体征之一，瞳孔扩大则为达到阿托品化的判断指标之一。严密观察神志、瞳孔的变化，有助于准确判断病情。

（3）严密观察药物的不良反应和有机磷杀虫药中毒后的反跳现象。

5. 心理护理　了解患者服毒或染毒的原因，根据患者的心理特点进行心理疏导，为患者提供情感支持，认真做好患者家属的思想工作。

6. 健康指导

（1）加强防毒宣传：有机磷杀虫药生产、运输、使用过程中遵守操作规程，在喷洒农药时加强个人防护，穿长袖衣服、长裤及鞋袜，戴口罩、帽子及手套，污染衣物及时洗净。

（2）加强毒物管理：农药盛放工具要专用，标记要清楚，防止误食。

（3）生活指导：蔬菜、水果在食用之前要清洗干净，避免残留农药引起中毒。不可食用有机磷杀虫药毒死的家禽。

（4）精神支持：对自杀患者，应给予精神支持，关心、体贴患者，不歧视患者，为患者保密，让家属多陪伴患者，使患者得到多方面的情感支持。

第三节　镇静催眠药中毒

案例导入 7-2

患者，女性，23 岁，因服用大量"催眠药"（具体不详）被家人发现送入急诊。查体：昏迷，双侧瞳孔缩小，呼吸浅慢，BP 85/55 mmHg，P 75 次 / 分。

问题与思考：

该患者紧急救治的原则有哪些？

镇静催眠药是中枢神经系统抑制药，具有镇静和催眠作用，小剂量应用可使人处于安静或嗜睡状态，大剂量可麻醉全身，包括延髓中枢。一次服用大剂量镇静催眠药可引起急性中毒，长期滥用可引起耐药性和依赖性而导致慢性中毒。常用的镇静催眠药列于表 7-4。

表 7-4　常用镇静催眠药

类别	主要药物
苯二氮䓬类	长效类：氯氮䓬、地西泮、氟西泮
	中效类：阿普唑仑、奥沙西泮、替马西泮
	短效类：三唑仑
巴比妥类	长效类：巴比妥、苯巴比妥
	中效类：戊巴比妥、异戊巴比妥、布他比妥
	短效类：司可巴比妥、硫喷妥钠
非巴比妥非苯二氮䓬类	水合氯醛、格鲁米特（导眠能）、甲喹酮、甲丙氨酯
吩噻嗪类	氯丙嗪、硫利达嗪（甲硫达嗪）、奋乃静、三氟拉嗪

一、病因及中毒机制

（一）病因

过量服用是镇静催眠药中毒的主要病因。中毒途径多数是口服，少数为静脉注射或肌内注射。

（二）中毒机制

1. 苯二氮䓬类　苯二氮䓬类与苯二氮䓬受体结合后，可加强 γ- 氨基丁酸（GABA）与 GABA 受体结合的亲和力，使与 GABA 受体偶联的氯离子通道开放，增强 GABA 对突触后的抑制功能。

2. 巴比妥类 与苯二氮䓬类具有相似的作用，但两者的作用部位不同。苯二氮䓬类主要选择性作用于边缘系统，影响情绪和记忆力。巴比妥类主要作用于网状结构上行激活系统而引起意识障碍。巴比妥类对中枢神经系统的抑制有剂量 - 效应关系，随着剂量增加，其作用逐步表现为镇静、催眠、麻醉，甚至导致延髓中枢麻痹。

3. 非巴比妥非苯二氮䓬类 其对中枢神经系统的作用机制与巴比妥类相似。

4. 吩噻嗪类 吩噻嗪类主要作用于网状结构，抑制中枢神经系统多巴胺受体，抑制脑干血管活动和呕吐反射、阻断α肾上腺素受体、抗组胺、抗胆碱能等。

二、病情评估

（一）中毒史

有可靠的应用镇静催眠药史，了解药物的种类、剂量及服用时间，是否经常服用该药，服药前后有无饮酒史，发病前有无情绪激动等。

（二）临床表现

1. 苯二氮䓬类中毒 中枢神经系统抑制较轻，主要表现为嗜睡、头晕、言语含糊不清、意识模糊、共济失调。很少出现长时间深度昏迷、呼吸抑制、休克等严重症状。如果出现严重症状，应考虑是否同时合并其他药物中毒。

2. 巴比妥类中毒

（1）轻度中毒：表现为嗜睡，可唤醒，有判断力和定向力障碍，情绪不稳定，注意力不集中，记忆力减退，共济失调，言语不清，步态不稳，眼球震颤。各种反射存在，生命体征平稳。

（2）中度中毒：表现为昏睡或浅昏迷，强烈刺激能唤醒，但不能言语，很快又陷入昏睡状态，呼吸浅慢，眼球震颤，血压可正常，腱反射消失，角膜反射、咽反射仍存在。

（3）重度中毒：表现为进行性中枢神经系统抑制，由嗜睡到深昏迷；呼吸抑制，呼吸浅慢甚至呼吸停止；脉搏细速、血压下降甚至休克；体温不升，腱反射消失，肌张力下降，胃肠蠕动减慢，皮肤可起大疱。长期昏迷患者可并发肺水肿、脑水肿、肾衰竭而危及生命。

3. 非巴比妥非苯二氮䓬类中毒 临床表现与巴比妥类中毒相似，但各有其特点。

（1）水合氯醛中毒：心脏、肝、肾损害，可有心律失常。局部刺激性，口服时胃部有烧灼感。

（2）格鲁米特中毒：意识障碍有周期性波动。有抗胆碱能神经症状，如瞳孔散大。

（3）甲喹酮中毒：有明显的呼吸抑制，出现锥体束征，如肌张力增强、腱反射亢进、抽搐。

（4）甲丙氨酯中毒：常有血压下降。

4. 吩噻嗪类中毒 吩噻嗪类中毒最常见的表现为锥体外系反应，临床表现有以下三类：①帕金森（震颤麻痹）综合征；②静坐不能；③急性肌张力障碍反应，如斜颈、吞咽困难、牙关紧闭、喉痉挛。部分患者可出现嗜睡、低血压、休克、心律失常、瞳孔散大、口干、尿潴留、肠蠕动减慢，甚至出现昏迷、呼吸抑制等，全身抽搐少见。

5. 戒断综合征 长期服用大剂量镇静催眠药的患者突然停药或迅速减少药量时，可发生戒断综合征。主要表现为自主神经兴奋性增高和轻、重度神经精神异常。

 考点提示

镇静催眠药中毒的临床表现。

(三)病情判断

1. **病情危重指标** ①昏迷;②气道阻塞、呼吸衰竭;③休克、急性肾衰竭;④合并感染,如肺炎。

2. **预后** ①轻度中毒无需治疗即可恢复;②中度中毒经精心护理和适当治疗,在24～48小时大多可恢复;③重度中毒患者可能需要3～5天才能恢复意识。

三、救治与护理

(一)救治原则

1. **维持昏迷患者重要器官功能** ①保持呼吸道通畅:深度昏迷患者应酌情给予气管插管,呼吸机辅助通气。②维持正常血压:输液补充血容量,若无效,考虑给予血管活性药物。③心电监护:及时发现心律失常并酌情应用抗心律失常药,密切监测血氧饱和度,及时发现低氧血症并给予相应处理。④促进意识恢复:给予葡萄糖、维生素B_1和纳洛酮等。纳洛酮0.4～0.8 mg静脉注射,根据病情间隔15分钟重复一次。

2. **迅速清除毒物** ①洗胃:口服中毒者早期用清水洗胃,服药量大者即使服药超过6小时,仍需洗胃。②活性炭及导泻:活性炭对吸附各种镇静催眠药均有效,应用活性炭同时常给予硫酸钠导泻,一般不用硫酸镁导泻,因其对心血管和神经系统有抑制作用,会加重镇静催眠药中毒。③碱化尿液、利尿:常用5%碳酸氢钠溶液静脉滴注,碱化尿液,加速毒物排泄;利尿常用呋塞米,可减少毒物在肾小管中的重吸收,使长效巴比妥类镇静催眠药的肾排泄量提高5～9倍,只对长效巴比妥类中毒有效,对吩噻嗪类中毒无效。④血液透析、血液灌流:对苯巴比妥类和吩噻嗪类中毒有效,危重症患者可考虑应用,对苯二氮䓬类中毒无效。

考点提示

镇静催眠药中毒清除毒物的方法。

---

3. **特效解毒药** 氟马西尼是苯二氮䓬类特异性拮抗剂,能通过竞争性抑制苯二氮䓬类受体而阻断苯二氮䓬类药物的中枢神经系统作用。巴比妥类及吩噻嗪类中毒目前尚无特效解毒药。

4. **对症治疗** 主要针对吩噻嗪类中毒,如呼吸抑制、昏迷、震颤麻痹综合征、肌肉痉挛及肌张力障碍、心律失常以及血流动力学不稳定。戒断综合征治疗时用足量镇静催眠药控制戒断症状,稳定后,逐渐减少药量直至停药,不可突然停药。

5. **治疗并发症** 治疗并发症如肺炎、肝功能损害、急性肾衰竭。

(二)护理措施

1. **紧急护理措施** 保持呼吸道通畅,仰卧位时头偏向一侧,防止呕吐物或痰液阻塞气道。及时吸出痰液,给予持续氧气吸入,防止脑组织因缺氧而加重脑水肿,给予心电监护,尽快建立静脉通道等。

2. **严密观察病情** ①意识状态和生命体征的观察:监测生命体征,观察患者意识状态、瞳孔大小、对光反射、角膜反射等。若瞳孔散大、血压下降、呼吸变浅或不规则,常提示病情恶化,应及时向医师报告,采取紧急处理措施。②药物治疗的观察:遵医嘱静脉输液,密切观察药物的作用、副作用及患者的反应,监测脏器功能变化,尽早防治各种并发症和脏器功能衰竭。

3. **饮食护理** 昏迷时间超过3～5天,不易维持营养的患者,由鼻饲补充营养及水分,给予高热量、高蛋白、易消化的流质饮食。

4. **心理护理和健康教育** 对服药自杀患者,不宜让其单独留在病房内,防止其再度自杀。

向失眠者宣教导致睡眠紊乱的原因及避免失眠的常识。长期服用大量镇静催眠药的患者,包括长期服用苯巴比妥的癫痫患者,不能突然停药,应逐渐减量后停药。镇静催眠药处方的使用、保管应严加控制,特别是对情绪不稳定或精神不正常者,慎重用药,防止对药物产生依赖。

第四节 急性一氧化碳中毒

案例导入 7-3

患者,女性,63 岁。用煤火做饭后,感觉头晕、乏力,伴恶心、呕吐,随即卧床休息。患者家属回家后发现其躺在卧室地上,呼之不醒,立即将患者送到急诊。体格检查:生命体征正常,浅昏迷状态,双侧瞳孔等大,对光反射存在,口唇、皮肤及黏膜呈樱桃红色,双肺未闻及湿啰音。

问题与思考:
1. 此患者的初步诊断是什么?
2. 对患者的救治和护理措施有哪些?

一氧化碳(carbon monoxide,CO)为无色、无味、无刺激性的气体,比重为 0.967,几乎不溶于水,易溶于氨水。CO 多因含碳物质不完全燃烧产生,在空气中燃烧时呈蓝色火焰。当空气中浓度达到 12.5% 时有爆炸的危险。人体在短时间内吸入过量 CO,可发生急性一氧化碳中毒,又称煤气中毒。

一、病因与中毒机制

(一)病因

1. **生活中毒** 煤炉产生的气体中 CO 含量为 6%～30%。通风不良、家庭用煤炉、燃气热水器所产生的 CO 以及煤气泄漏或在密闭空调车内滞留时间过长等都可发生一氧化碳中毒。失火现场空气中 CO 浓度可高达 10%,也可发生中毒。每日吸烟一包,可使血液碳氧血红蛋白(COHb)浓度升高至 5%～6%,连续大量吸烟也可导致一氧化碳中毒。

2. **工业中毒** 炼钢、炼焦、烧窑等工业生产中,高炉煤气和发生炉含 CO 30%～35%,水煤气含 CO 30%～40%,炉门关闭不严或管道泄漏及煤矿瓦斯爆炸时都有大量 CO 产生;化学工业的合成氨、甲醇等都要接触 CO,若防护不当,均容易发生一氧化碳中毒。

(二)中毒机制

一氧化碳的中毒机制主要是引起组织缺氧。CO 吸入体内后,其中 85% 与血液中红细胞的血红蛋白(Hb)结合,形成稳定的碳氧血红蛋白(COHb)。CO 与 Hb 的亲和力比氧与 Hb 的亲和力大 240 倍,而碳氧血红蛋白的解离速度是氧合血红蛋白(HbO_2)的 1/3600,故易造成碳氧血红蛋白在体内蓄积。COHb 不能携带氧,且影响氧合血红蛋白正常解离,即氧不易释放到组织中,从而导致组织和细胞缺氧。此外,CO 还可抑制细胞色素氧化酶,直接抑制组织细胞内呼吸。这些因素更加重组织、细胞缺氧。中枢神经系统对缺氧最为敏感,故首先受累。严重者有脑水肿,少数患者发生迟发性脑病。

二、病情评估

(一)毒物接触史

患者一般均有一氧化碳吸入史。仔细观察发病现场情况,详细询问中毒的原因,了解中毒时患者所处的环境、停留时间以及同室其他人有无同样的症状，有无突发昏迷等情况。

（二）临床表现

根据临床症状的严重程度及血液中COHb的含量，急性一氧化碳中毒可分为轻、中、重三度。

1. 轻度中毒　血液COHb浓度为10%～20%。患者表现为头痛、头晕、乏力、恶心、呕吐、心悸、四肢无力，甚至出现短暂性晕厥等。原有冠心病患者可出现心绞痛。患者若能及时脱离中毒环境，吸入新鲜空气或氧疗，症状很快消失。

2. 中度中毒　血液COHb浓度为30%～40%。皮肤及黏膜呈樱桃红色，上述症状加重，并出现判断力减退、神志不清、呼吸困难、烦躁、谵妄、昏迷，对疼痛刺激可有反应，脉快、多汗，瞳孔对光反射、角膜反射可迟钝，腱反射减弱等。患者经积极治疗可以恢复正常，且无明显并发症和后遗症。

3. 重度中毒　血液COHb浓度大于50%。患者处于深昏迷，各种反射消失，可呈去大脑皮质状态。患者可以睁眼，但无意识，不语、不动、不主动进食，呼之不应、推之不动，并有肌张力增强。可发生脑水肿伴惊厥、呼吸抑制、休克、心律失常、上消化道出血等。患者死亡率高，存活者多有不同程度的后遗症。

4. 中毒迟发性脑病（神经精神后发症）　急性一氧化碳中毒患者意识障碍恢复后，经过2～60天的"假愈期"，出现下列临床表现之一。①精神异常或意识障碍：呈痴呆、谵妄或去大脑皮质状态。②锥体外系神经损害：出现震颤麻痹综合征。③锥体系神经损害：如偏瘫、失语、病理反射阳性或大小便失禁。④大脑皮质局灶性功能障碍：如失语、失明或继发性癫痫。⑤脑神经及周围神经损害：如视神经萎缩、听神经损害及周围神经病变。

中毒迟发性脑病约占重度中毒的50%，多在急性中毒后1～2周内发生。80%患者的发病过程是中毒昏迷—中间清醒—迟发性脑病，20%左右无中间清醒期。昏迷时间超过48小时者，迟发性脑病发生率较高。

（三）辅助检查

1. 血液COHb浓度测定　血液COHb浓度是诊断一氧化碳中毒的特异性指标，可明确诊断且有助于分度和估计预后。

知识链接

血液COHb浓度测定常用方法

1. 加碱法　取患者血液1～2滴，用蒸馏水3～4 ml稀释后，加10%氢氧化钠溶液1～2滴，混匀。正常血液呈棕绿色，血液中COHb增多时，加碱后血液仍保持淡红色不变。

2. 煮沸法　取蒸馏水10 ml，加入患者血液3～5滴，血液中如有COHb，煮沸后仍为红色。

以上两种均为血液COHb浓度定性测定方法。

3. 分光镜检查法　取患者血液数滴，加入蒸馏水10 ml，用分光镜检查可见特殊吸收带。

2. 脑电图检查　脑电图检查可见弥漫性不规则慢波、双额低幅慢波及平坦波。

3. 头部CT检查　头部CT检查可发现大脑皮质下白质，包括半卵圆形中心与脑室周围白质密度减低或苍白球对称性密度减低。

考点提示

急性一氧化碳中毒的临床表现。

三、救治与护理

（一）救治原则

1. 迅速脱离中毒环境　进入中毒现场后，迅速打开门窗进行通风、换气，断绝煤气来源，迅速将患者移至空气清新的地方。重症患者采取平卧位，解开衣扣，松开腰带，注意保暖，保持呼吸道通畅。如发生心搏骤停，应立即进行心肺脑复苏。

2. 迅速纠正缺氧　氧疗是治疗一氧化碳中毒最有效的方法。轻度、中度中毒患者可用面罩或鼻导管高流量吸氧，流量 8～10 L/min；重度中毒患者给予高压氧治疗，可加速碳氧血红蛋白解离，促进 CO 排出，从而减少神经精神后遗症和降低病死率。高压氧治疗应早期应用，最好在中毒后 4 小时内进行，中毒后 36 小时再用高压氧治疗，收效不大。

3. 积极防治脑水肿　重度中毒后 2～4 小时即可出现脑水肿，24～48 小时达高峰。应及早采取脱水、激素治疗及降温等措施。可快速静脉滴注 20% 甘露醇 250 ml，每 6～8 小时一次。也可用呋塞米、肾上腺皮质激素等药物，降低颅内压，减轻脑水肿。高热患者可进行物理降温，使体温保持在 32 ℃左右，必要时可采用冬眠疗法，以减少脑代谢，增加脑对缺氧的耐受性。

4. 促进脑细胞代谢　应用能量合剂，如辅酶 A、ATP、细胞色素 C、大量维生素 C、胞磷胆碱等药物，以促进脑细胞代谢。

5. 防治并发症　昏迷者应保持呼吸道通畅，必要时气管插管或气管切开，定时翻身、拍背，以防止发生肺炎和压疮，必要时给予抗生素抗感染。密切监测有无神经系统和心脏并发症的发生。纠正休克、代谢性酸中毒、水及电解质代谢紊乱，防止迟发性脑病。若一旦发生并发症，应及时通知医师，并给予相应的治疗。

> **考点提示**
>
> 急性一氧化碳中毒的急救原则。

（二）护理措施

1. 病情观察　①定时测量生命体征，观察神志变化，记录液体出入量及做好重病记录。②观察患者有无头痛、喷射性呕吐等脑水肿征象。③了解血液碳氧血红蛋白浓度测定结果。

2. 氧气吸入的护理　患者脱离中毒现场后，应立即给氧，采用高浓度面罩给氧或鼻导管给氧（流量应保持 8～10 L/min）。给氧时间一般不应超过 24 小时，以防发生氧中毒和二氧化碳潴留。呼吸深快的患者也可吸入含二氧化碳的氧气，可改善呼吸性碱中毒。重症患者应及早采用高压氧治疗。

3. 对症护理

（1）昏迷伴高热惊厥时应给予物理降温或冬眠疗法等降温，遵医嘱应用地西泮。

（2）保持呼吸道通畅：取平卧位，头偏向一侧，随时吸出呼吸道分泌物和呕吐物。

（3）脑水肿者遵医嘱给予 20% 甘露醇静脉快速滴注，并遵医嘱应用促脑细胞代谢药。

（4）注意观察患者神经系统的表现及皮肤、肢体受压部位损害情况，通过被动运动、按摩等方法加强肢体锻炼。

4. 饮食护理　对神志清醒者，给予清淡、易消化流质或半流质饮食，宜选用高热量、高蛋白、富含维生素、刺激性小、少油腻的食物；对神志不清者，可给予鼻饲营养，应进高热量、富含维生素饮食。

5. 心理护理　护理人员应陪伴在患者身边，多与患者交谈，建立良好的护患关系，增加患者的信任感和安全感，以消除不良的心理情绪，增强康复信心，以便更好地配合护理和功能锻炼。

6. 健康指导

（1）加强预防一氧化碳中毒的宣传：居室内火炉要安装烟囱。烟囱室内结构要严密，室外要通风良好。厂矿使用煤气或产生煤气的车间、厂房要加强通风，加强对 CO 的监测报警设施。进入高浓度一氧化碳环境内执行紧急任务时，要戴特制的一氧化碳防毒面具。

（2）出院指导：出院时留有后遗症者应鼓励患者树立继续治疗的信心，如痴呆或智力障碍者应嘱其家属悉心照顾，并教会家属对患者进行语言和肢体锻炼的方法。

第五节　急性酒精中毒

案例导入 7-4

患者，男性，26 岁，于晚间饮用高度白酒约 500 ml 后神志不清，大小便失禁，呼吸困难，口唇发绀急诊入院。体格检查：T 36.9 ℃，P 141 次 / 分，R 38 次 / 分，BP 95/72 mmHg。嗜睡，半卧位，呼吸急促，腹部轻压痛，无肌紧张。

问题与思考：

1. 此患者的初步诊断是什么？
2. 对该患者进行健康教育的内容哪些？

乙醇俗称酒精，是无色、易燃、易挥发的液体，具有醇香气味，能与水和大多数有机溶剂混溶。一次饮入过量乙醇或酒类饮料引起的中枢神经系统由兴奋转为抑制的状态称为急性酒精中毒，严重者出现昏迷、呼吸抑制及休克。

一、病因与中毒机制

（一）病因

成人饮用乙醇的中毒剂量具有个体差异，一般为纯乙醇 70～80 g，而致死剂量为 250～500 g。乙醇主要经胃和小肠吸收，吸收后迅速分布于全身，90% 在肝代谢、分解（先后被转化为乙醛、乙酸，最后分解为二氧化碳和水），只有 10% 以原型从肺或肾排出。当过量乙醇进入人体，超过了肝的氧化代谢能力时，可在体内蓄积并进入大脑，导致精神神经症状。

（二）中毒机制

乙醇对中枢神经系统具有抑制作用，随着剂量增加，由大脑皮质向下，通过边缘系统、小脑、网状结构到延髓。小剂量乙醇抑制 γ- 氨基丁酸（GABA）对脑的抑制，产生兴奋效应。血液中乙醇浓度增高，作用于小脑，引起共济失调；作用于网状结构，引起昏睡和昏迷。极高浓度的乙醇抑制延髓中枢，引起呼吸、循环功能衰竭。乙醇经肝代谢生成的代谢产物可影响体内多种代谢过程，使乳酸增多、酮体蓄积，导致代谢性酸中毒及糖异生受阻引起低血糖症。

二、病情评估

（一）毒物接触史

有过量饮酒史，应询问饮酒的种类和饮用量、平素酒量、饮酒的具体时间、饮酒时的心情，有无服用其他药物等。

（二）临床表现

症状轻重与个人对乙醇的耐受性以及摄入量有密切关系。小儿酒精中毒后很快进入昏睡，甚至发生惊厥，也可发生高热、休克、吸入性肺炎和颅内压升高等。老年人如肝功能较差，症状较重，死亡率较高。急性酒精中毒的临床表现可分为三期，各期界限不是很明显。

1. **兴奋期** 血液中乙醇浓度达 11 mmol/L（50 mg/dl）时，即感头痛、欣快、兴奋。血液中乙醇浓度超过 16 mmol/L（75 mg/dl）时，出现健谈、情绪不稳定、自负，可有粗鲁行为或攻击行为，也可沉默、孤僻。血液中乙醇浓度达到 22 mmol/L（100 mg/dl）时，驾车易发生车祸。

2. **共济失调期** 血液中乙醇浓度达到 33 mmol/L（150 mg/dl）时，即可出现共济失调，表现为肌肉运动不协调，行动笨拙，眼球震颤，视物模糊，步态蹒跚，语无伦次，且言语含糊不清。血液中乙醇浓度达到 43 mmol/L（200 mg/dl）时，出现恶心、呕吐、困倦。

3. **昏睡期** 血液中乙醇浓度达 54 mmol/L（250 mg/dl）以上时，患者进入昏迷期，出现昏睡、瞳孔散大、体温降低。血液中乙醇浓度超过 87 mmol/L（400 mg/dl），患者陷入深昏迷，心率增快，血压下降，呼吸缓慢带鼾声，可出现呼吸、循环麻痹而危及生命。

 考点提示

急性酒精中毒的临床表现。

（三）辅助检查

血清或呼出气体中乙醇浓度测定对诊断酒精中毒、判断中毒程度及评估预后都具有重要意义。

1. **血清乙醇浓度** 呼出气体中乙醇浓度与血清乙醇浓度相当。
2. **动脉血气分析** 可有轻度代谢性酸中毒。
3. **血清电解质** 可有低血钾、低血镁、低血钙。
4. **血糖** 可有低血糖。
5. **肝功能检测** 慢性酒精中毒性肝病者可有明显肝功能异常。
6. **心电图检查** 酒精中毒性心肌病者可见心律失常和心肌损害。

知识链接

车辆驾驶人员血液、呼气中酒精含量阈值

国家《车辆驾驶人员血液、呼气酒精含量阈值与检验》（GB19522—2024）规定，饮酒驾车（酒驾）是指车辆驾驶人员血液中的酒精含量大于或者等于 20 mg/100 ml，且小于 80 mg/100 ml 的驾驶行为。醉酒驾车（醉驾）是指车辆驾驶人员血液中的酒精含量大于或者等于 80 mg/100 ml 的驾驶行为。

（四）预后

急性酒精中毒患者多数预后良好。若有心脏、肺、肝、肾病变，昏迷长达 10 小时以上，或血液中乙醇浓度超过 400 mg/dl，患者预后较差。

三、救治与护理

（一）救治原则

轻度中毒无需特殊治疗，应卧床休息，适当保暖以防受凉，可饮浓茶、咖啡或柠檬汁等，兴奋躁动的患者必要时加以约束。对重症患者，应迅速采取下述措施。

1. 维持生命脏器功能

（1）维持气道通畅，供氧充足，必要时进行人工呼吸、气管插管或气管切开，并行机械通气辅助呼吸。

（2）维持循环功能，注意血压、脉搏，静脉输入5%葡萄糖生理盐水。

（3）心电监测心律失常和心肌损害。

2. 清除毒物 神志清醒者可直接刺激咽部进行催吐。乙醇吸收快，一般洗胃意义不大，对2小时以内的中毒患者，可考虑应用1%碳酸氢钠溶液或0.5%活性炭混悬液、生理盐水洗胃。对昏迷时间长的严重病例，应尽早行血液透析或腹膜透析治疗。

3. 应用盐酸纳洛酮 纳洛酮是阿片受体阻断药，对昏迷、呼吸抑制的患者有兴奋呼吸和催醒作用。由于其作用持续时间短，用药时应注意维持药效，尽量减少中断，心功能不全和高血压患者慎用。

4. 促进乙醇氧化代谢 50%葡萄糖溶液100 ml静脉滴注，同时肌内注射维生素B_1、维生素B_6和烟酸各100 mg，以加速乙醇在体内氧化代谢。

5. 对症治疗 迅速纠正低血糖，维持水、电解质和酸碱平衡，血镁低时补镁，注意保暖，维持正常体温。预防感染，严密监测各项生命体征。慎用镇静药，对躁动不安、过度兴奋者，可用地西泮或氯丙嗪肌内注射。禁用吗啡及巴比妥类，以免抑制呼吸中枢。

考点提示

急性酒精中毒的救治原则。

（二）护理措施

1. 严密观察病情 观察生命体征、意识及瞳孔的变化，并做好记录。观察呕吐物的颜色、性状和量，分辨有无胃黏膜损伤情况。注意保持呼吸道通畅及观察有无出现尿潴留。

2. 安全防护 患者多数表现为烦躁、兴奋多语、四肢躁动，应加强巡视，使用床栏，必要时给予适当约束，防止意外发生。

3. 对症护理 给予足够的热量、复合维生素B等，防止肝损害。呕吐严重者应注意维持水、电解质、酸碱平衡。烦躁不安或过度兴奋患者可用小剂量地西泮，禁用吗啡、氯丙嗪及巴比妥类镇静药。脑水肿患者应限制入水量，使用利尿药。对低血压、休克患者，给予扩容，应用血管活性药物，纠正酸中毒。呼吸抑制、严重昏迷患者可应用呼吸兴奋剂，保证充分供氧。

4. 用药护理 应用纳洛酮后应注意观察患者清醒的时间，若超过平均清醒时间或用药后昏迷程度加深，要追问病史，是否存在其他情况（颅内血肿等），及时进行对症处理。

5. 心理护理 大多数患者清醒后常因饮酒入院有损颜面或入院导致经济损失表现为后悔，害怕家人埋怨。护理人员应根据患者不同的心理状况及时与患者及陪护人员进行思想交流。

6. 健康指导

（1）开展酗酒危害的宣传教育，乙醇及代谢产物乙醛可直接损伤肝细胞，做到开车不饮酒，饮酒不开车。

（2）培养良好的生活饮食习惯，不要空腹饮酒，饮酒要适量，切勿以酒来解除烦愁、寂寞、沮丧和工作压力等，加强文化娱乐及体育活动。

（3）早期发现嗜酒者，早期劝其戒酒，进行相关并发症的治疗和康复治疗。

自 测 题

一、选择题

1. 在急性中毒的治疗措施中，首要的是
   A. 立即终止接触毒物　　　　　　　　B. 清除尚未吸收的毒物
   C. 促进已吸收毒物排出　　　　　　　D. 应用特殊解毒药
   E. 对症治疗

2. 阿托品对解除有机磷杀虫药中毒的症状无效的是
   A. 瞳孔缩小　　　　B. 多汗，流涎　　　　C. 肌纤维颤动
   D. 肺部湿啰音　　　E. 平滑肌痉挛

3. 下列关于镇静催眠药中毒的说法，正确的是
   A. 苯二氮䓬类中毒目前尚无特效解毒药
   B. 氟马西尼是巴比妥类特异性拮抗药
   C. 可使用硫酸镁导泻促进毒物清除
   D. 吩噻嗪类中毒最常表现为锥体外系反应
   E. 碱化尿液可使吩噻嗪类肾排泄量提高

4. 患者，女性，28岁。被人发现时呈昏迷状态，屋内有火炉，并发现有催眠药空瓶。体格检查：T 36 ℃，BP 90/60 mmHg，四肢厥冷，腱反射消失，血液 COHb 浓度为 60%。对于该患者，首要的治疗方法是
   A. 高压氧疗法
   B. 血液透析
   C. 20% 甘露醇 250 ml 快速静脉滴注
   D. 冬眠疗法
   E. 能量合剂疗法

5. 患者，男性，20岁。因"饮酒后昏迷，抽搐 3 小时"急诊入院。患者于 3 小时前饮白酒 800 ml 后逐渐出现胡言乱语、昏睡，继之昏迷，伴剧烈抽搐、口吐白沫，无双眼上翻，未咬破舌。该患者最可能的诊断是
   A. 癫痫　　　　　　B. 卒中　　　　　　　C. 脑水肿
   D. 酒精中毒　　　　E. 食物中毒

二、简答题

1. 简述阿托品化和阿托品中毒的主要区别。
2. 简述有机磷杀虫药中毒所致毒蕈碱样症状的临床表现。

三、案例分析

患者，女性，48 岁，因昏迷 2 小时入院。家属诉患者曾因琐事与他人吵架而情绪激动，在患者床头发现药瓶，残留液有大蒜味。患者既往身体健康。体格检查：T 37.5 ℃，P 64 次/分，R 10 次/分，BP 85/40 mmHg。昏迷，口吐白沫，双侧瞳孔呈针尖样大小，四肢湿冷、多汗，口唇发绀。呼吸浅慢，双肺呼吸音粗，满布湿啰音，痰鸣音弱。心率 64 次/分，心律齐，未闻及病理性杂音。腹软，体格检查欠合作。脑膜刺激征（-），病理征（-）。血胆碱酯酶活力为参

考值的 25%。

请回答：

1. 该患者的初步诊断是什么？
2. 应采取哪些急救护理措施？

（徐丽娜　马雅琳）

第八章数字资源

第八章 意外伤害患者的救护

学习目标

1. 说出中暑、淹溺、电击伤的概念。
2. 熟记中暑、淹溺、电击伤、气管异物患者的症状和体征。
3. 能对中暑、淹溺、电击伤、气管异物患者进行现场救护。
4. 能运用所学知识对患者及群众进行健康指导和宣传教育。
5. 具备遇到意外伤害事件沉着应对、冷静思考能力。
6. 通过本章内容的学习,具有安全意识,敬佑生命、救死扶伤的职业精神。

案例导入 8-1

患者,女性,19岁,大学生,参加新生入学军训,在操场训练 2 小时后出现大量出汗、头晕、口渴、心悸、恶心、胸闷、全身无力等症状,休息半小时后不能缓解,遂到校医院就诊。体格检查:神志清楚,面色潮红,T 38 ℃,P 100 次/分,BP 100/70 mmHg。

问题与思考:
1. 该患者可能发生了什么情况?
2. 针对该患者的紧急处理措施有哪些?

第一节 中 暑

中暑是指在高温作业环境下,由于热平衡和(或)水及电解质代谢紊乱、有效循环血量减少而引起的以体温升高和(或)中枢神经系统功能障碍和(或)心血管功能障碍等为主要表现的急性全身性疾病。它是一种威胁生命的急症,可因中枢神经系统和循环功能障碍导致死亡、永久性脑损害或肾衰竭。临床上依据症状轻重分为先兆中暑、轻度中暑和重度中暑。根据发病机制和临床表现不同,重度中暑可分为热痉挛、热衰竭和热射病。

一、病因与发病机制

(一)病因

1. **机体产热增加** 在高温环境中长时间从事重体力劳动或运动强度过大,机体产热增加,容易发生热蓄积,如果未采取防暑降温措施,就容易发生中暑。

2. **机体散热减少** 在高温、高湿和通风不良的环境中,穿紧身或透气不良的衣服,机体散热减少,易造成热量蓄积。

3. **热适应能力下降** 热负荷增加时,机体通过神经内分泌的各种应激反应调节来适应环境变化,维持正常生命活动。当机体调节能力下降时,机体容易发生代谢紊乱而发生中暑。如心血管疾病、糖尿病、甲状腺功能亢进、年老体弱、久病卧床者及长时间在恒温条件下工作的人。

（二）发病机制

人体适宜的环境温度为 20～25 ℃，相对湿度为 40%～60%。正常人体在下丘脑体温调节中枢的控制下，体内产热与散热处于动态平衡，体温维持在 37 ℃左右。当环境温度在 35 ℃以下时，通过辐射、传导与对流途径散发的热量约占人体总散热量的 70%。当空气干燥、气温超过 35 ℃时，蒸发散热几乎成为机体最重要也是唯一的散热方式。当机体产热大于散热或散热受阻，则体内就有过量热蓄积，产生高热，引起组织损害和器官功能障碍。当外界环境温度增高时，机体大量出汗，引起失水、失盐。当机体以失盐为主或仅补充大量水而补盐不足造成低钠、低氯血症，导致肌肉痉挛，发生热痉挛；大量液体丧失会导致失水、血液浓缩、血容量不足，若同时发生血管舒缩功能障碍，则易发生外周循环衰竭，导致热衰竭。当外界环境温度增高，机体散热绝对或相对不足时，汗腺功能衰竭，引起体温调节中枢功能障碍，导致体温急剧增高，产生严重的生理和生化异常而发生热射病。

二、病情评估

（一）病史

重点询问患者发病前所处的环境，有无长时间在高温、高湿或热辐射的环境下从事繁重的劳动或运动，有无足够的防暑措施；有无不利散热的因素存在；是否使用过相关药物；既往的健康状况、有无慢性疾病等。

（二）临床表现

根据我国《职业性中暑的诊断》（GBZ 41—2019），可将中暑分为以下 3 级。

1. **先兆中暑**　先兆中暑是指在高温环境中工作一定时间后，出现头晕、头痛、口渴、多汗、全身疲乏、心悸、注意力不集中、动作不协调等症状，虽有体温升高，但低于 38 ℃，而无中枢神经系统、心血管系统、水及电解质代谢紊乱的体征或辅助检查结果异常，如能及时脱离高温环境，经短时间休息后症状可很快消除。

2. **轻度中暑**　除先兆中暑症状加重外，患者还出现面色潮红、大量出汗、脉搏细速等表现，体温升高至 38.5 ℃甚至以上。可有早期周围器官循环衰竭的表现，如恶心、呕吐、面色苍白、四肢湿冷、脉搏细速及血压下降。一般在适当休息和及时、有效的处理后，能较快恢复正常。

3. **重度中暑**　重度中暑分为热痉挛、热衰竭和热射病三型，也可出现混合型。

（1）热痉挛：是一种短暂、间歇发作的肌肉痉挛，可能与钠盐丢失相关，常发生于初次进入高温环境工作，或运动量过大时，大量出汗且仅补水者，及时处理后，一般可在短时间内恢复。主要表现为短暂性、间歇性的肌肉痉挛、疼痛及四肢无力，以腓肠肌痉挛最常见，常呈对称性，时而发作，时而缓解，体温多正常。热痉挛常发生在高温环境中强体力劳动后的青年人。

（2）热衰竭：为最常见的一种，多由于大量出汗导致失水、失钠，血容量不足而引起周围循环衰竭。主要表现为头晕、头痛、口渴、恶心、呕吐，继而胸闷、皮肤湿冷、血压下降、脉搏细弱、晕厥或意识模糊，体温基本正常。热衰竭多见于热适应能力差的人群，体内常无过量热蓄积，如老年人、儿童、妊娠期妇女、慢性病患者。

（3）热射病：为中暑最严重的类型，是由于暴露在高温、高湿环境中引起人体体温调节功能障碍，患者体内大量热量滞留，伴有皮肤灼热、意识障碍等多器官系统损伤的严重综合征。热射病以高热、无汗、意识障碍为典型表现。体温高达 40 ℃以上，皮肤干燥无汗、灼热。中枢神经障碍，可有意识模糊、精神失常、躁动、昏迷，也可出现癫痫样抽搐、谵妄等。热射病见于年老体弱或原有慢性疾病者。

烈日较长时间暴晒头部，且头部无防护，大脑温度可达 40～42 ℃，引起脑组织充血、水肿。体温不高或稍高，头痛、头晕、心悸、多汗、皮肤湿冷、恶心、呕吐、面色苍白、脉搏细弱、血压短暂下降、晕厥或神志恍惚等，称为日射病。

 考点提示

重度中暑的分型、临床表现。

（三）辅助检查

1. **血液检查** 血尿素氮、血肌酐可升高。发病早期因脱水导致血液浓缩，患者可出现血红蛋白升高、血细胞比容增加。白细胞计数、中性粒细胞比例增高，其增高的程度与中暑的严重程度相关。血清电解质检查可有高钾、低钠、低氯血症。有凝血功能异常时，应考虑弥散性血管内凝血（disseminated intravascular coagulation，DIC）。

2. **尿液检查** 尿常规可有不同程度的蛋白尿、血尿、管型尿改变。应尽早发现器官出现严重功能障碍的证据。尿液分析有助于发现横纹肌溶解和急性肾衰竭。

3. **心电图检查** 心电图检查可见心律失常。

三、紧急救护

中暑的救护原则为使患者尽快脱离高温环境、迅速降温和保护重要脏器功能。

（一）先兆中暑或轻度中暑

立即将患者搬离高温环境，安置在通风阴凉处或温度为 20～25 ℃ 的房间内。解开衣服，用冷水擦面部、四肢或全身，尤其是要进行头部冷敷，使头部迅速散热，以维护中枢神经系统功能，直至体温降至 38 ℃ 以下。先兆中暑和轻度中暑患者经现场救护后一般即可恢复正常。

（二）重度中暑

迅速降温是抢救重度中暑的关键。

1. **热痉挛** 补充含盐饮料，若痉挛性肌肉疼痛反复发作，可静脉滴注生理盐水或葡萄糖生理盐水溶液。

2. **热衰竭** 纠正血容量不足，静脉补充生理盐水及葡萄糖溶液、氯化钾。

3. **热射病** 迅速降温是治疗的首要措施，高热持续时间越长，对脑组织的损伤就越严重，预后也越差。

（1）物理降温：有以下措施。①环境降温：立即撤离高温、高湿环境至通风阴凉处，将患者平卧并去除全身衣物，应用空调或电风扇吹风，室内放置冰块等，使室温降至 20～24 ℃，环境温度低于皮肤温度，以便辐射散热。②头部降温：将冰帽或冰槽置于患者头部，冰袋置于颈部，以降低进入颅内血液的温度。③冰水或酒精擦浴：用 40%～50% 酒精或冰水擦拭全身皮肤，或在头部、颈部、腋窝、腹股沟等大血管走行处放置冰袋。④冰水浴：将中暑高热患者浸浴在 4 ℃ 冰水中，并不断按摩四肢皮肤，使血管扩张，促进散热。浸浴时，每 10～15 分钟测肛温一次，当肛温降至 38 ℃ 时，停止冰水浴。⑤体内降温：用温度为 4～10 ℃ 的 10% 葡萄糖盐水 1000 ml 进行胃灌洗或直肠灌洗，也可将自体血液体外冷却后回输体内，从而降温。

（2）药物降温：应与物理降温同时进行。药物降温可防止肌肉震颤，减少机体分解代谢，减少机体产热，扩张周围血管加速散热。重症患者可采用以下措施。①氯丙嗪：25～50 mg 稀释于 4 ℃ 500 ml 葡萄糖盐水内，快速静脉滴注，2 小时内滴注完毕。氯丙嗪具有调节体温中枢、扩张血管、松弛肌肉、降低氧耗的作用，但低血压患者禁用。②地塞米松：10～20 mg 静脉注射，既能改善机体反应性，又有助于降温，并能预防脑水肿。③人工冬眠：氯丙嗪

25 mg+派替啶 50 mg+异丙嗪 25 mg，静脉滴注，如1小时无反应，可重复使用一次，同时注意观察患者的血压、呼吸变化。人工冬眠适用于高热伴有惊厥者。

（3）对症治疗：对意识障碍、烦躁不安、抽搐的患者，可肌内注射地西泮 10 mg 或用 10% 水合氯醛 10～20 ml 保留灌肠。中暑高热伴休克时，可动脉快速注射适量 4 ℃葡萄糖盐水。

考点提示

热射病的降温措施。

四、护理措施

（一）一般护理

1. 调节室温　病室阴凉通风，控制室温在 20～25 ℃，使患者体温尽快恢复正常。
2. 饮食护理　因高热患者处于高代谢状态，应加强营养，保证其生理需求。
3. 口腔护理　对高热、昏迷患者，应及时做好口腔护理，以防口腔感染及并发症的发生。
4. 皮肤护理　由于高热患者大量出汗，应及时更换衣裤、被褥，保持皮肤清洁、干燥，定时翻身以防压疮。
5. 保持呼吸道通畅　休克患者应取平卧位，头偏向一侧，保持呼吸道通畅，及时清理呼吸道分泌物，给予氧气吸入，必要时给予呼吸机支持呼吸。
6. 惊厥护理　应将高热惊厥患者置于保护床内，防止坠床和碰伤。必要时口腔放置牙垫，预防舌咬伤。

（二）病情观察

密切观察患者的生命体征、神志、瞳孔、尿量，记录 24 小时出入量。在降温过程中应密切监测肛温，每 15～30 分钟测一次肛温，体温降至 38 ℃左右应停止降温，维持体温不再回升。静脉输液要控制滴速，老年人及原有心脏病者，输液不宜过多、过快，以防心力衰竭发生。

（三）降温护理

1. 冰帽、冰槽及冰袋降温　①放置部位应准确并及时更换；②用冷时间最长不超过 30 分钟，需要时休息 60 分钟后再次使用；③每半小时测量生命体征一次；④注意观察降温部位的皮肤变化，每 10 分钟观察一次局部皮肤的颜色，冰帽、冰槽降温时，尤其注意患者耳郭部位有无发绀、麻木及冻伤发生。
2. 冰水和酒精擦浴　擦浴应采用拍打式手法，擦拭背、臀及四肢，而不宜用摩擦式手法，因摩擦式手法易产热。擦浴前应在头部放置冰袋，以减轻头部因充血引起的不适，足底应放置热水袋以增加擦浴效果。胸部、腹部及阴囊处禁止擦拭。同时注意遮挡患者，保护患者隐私。
3. 冰水浴　冰水浸浴时，浸泡过程中应不断用力按摩患者颈、躯干及四肢肌肉，使皮肤潮红，加速散热，以防止周围血管收缩导致皮肤血流淤滞。浸浴的同时，应注意监测患者的脉搏、呼吸、血压。新生儿、昏迷、休克、心力衰竭、体弱或伴心血管基础疾病患者不能耐受 4 ℃冰浴，应禁用。

五、健康指导

（1）加强防暑降温的宣传。高温环境下加强自我保护意识，注意防暑降温。一旦出现先兆症状，及时采取措施。

（2）高温作业人员在夏季来临前进行体格检查，心脏病、高血压、肝肾疾病等慢性病患者及年老体弱者，尽量避免高温作业。

（3）高温作业部门应按规定改善劳动条件，实施劳动安全保护措施。夏季田间劳动者应戴草帽，要有一定的时间到阴凉处休息，出汗多时应及时补充含盐饮料。

（4）注意个人清洁卫生，勤洗澡、勤擦身，保持汗腺的排汗功能正常。

（5）野外工作、外出旅游等，应注意带上防暑工具，防止热源直接辐射，并保证充足的休息与睡眠，适当补充水分和盐类，如凉盐开水、绿豆汤、酸梅汤，饮食要增加维生素C的含量。

> **知识链接**
>
> **中暑后的饮食禁忌**
>
> 第一，忌大量食用生冷瓜果。中暑的人大多数脾胃虚弱，如果大量进食生冷瓜果、寒性食物，会损伤脾胃阳气，使脾胃运动无力，寒湿内滞，严重者会出现腹泻、腹痛等症状。
>
> 第二，忌大量饮水。中暑的人应该采取少量、多次饮水的方法，每次以不超过300 ml（每100 ml加盐0.9 g）为宜，切忌狂饮不止。大量饮水不但会冲淡胃液，影响消化功能，还会引起反射性排汗亢进，造成体内的水分和盐分大量流失，严重者可以促使热痉挛发生。
>
> 第三，忌吃大量油腻食物。中暑后应少吃油腻食物，以适应夏季胃肠的消化功能。
>
> 第四，忌单纯进补。中暑后，暑气未消，虽有虚症，却不能单纯进补。进补过早会使暑热不易消退，或使已经逐渐消退的暑热卷土重来。

第二节 淹 溺

案例导入8-2

患者，男性，18岁，高考结束后和同学去海边游泳，在游泳过程中突然出现小腿肌肉痉挛，无法用力，淹没水中，被人救出来后，发现患者呼吸急促、面色青紫、腹部膨隆、四肢冰冷、意识不清。

问题与思考：
1. 如果你在事故现场，应如何对该患者进行施救？
2. 该患者转入医院后，应如何做好输液护理？

淹溺又称溺水，是指人淹没于水或其他液体中，液体进入呼吸道及肺泡或反射性引起喉痉挛发生窒息和缺氧。国际复苏联合委员会将溺水定义为在浸入液体介质后导致呼吸受抑制的一种过程，液体进入气道后可阻止溺水者进行正常呼吸。淹溺是意外死亡的常见原因之一，是15岁以下儿童伤害死亡的首位原因。在我国，淹溺通常在湖泊或河流多的水域以及夏季发生。

一、病因与发病机制

（一）病因

（1）游泳能力弱或无，意外落水。

（2）游泳过程中原有心脑血管疾病急性发作、突然发生颅脑外伤或潜水意外导致意识障碍。

（3）潜水用具故障，发生潜水病；潜水时间过长体力不支；被异物缠绕或肢体抽搐。

（4）误入湿地、粪池、污水池、化学物质储存池。

（5）游泳前过量饮酒或服用过量镇静药、初学游泳及自杀者等。

（二）发病机制

人淹没于水中后，本能地进行屏气，避免水进入呼吸道。因缺氧不能继续屏气而被迫呼吸，水随着吸气而进入呼吸道和肺泡，或者因受强烈刺激引起喉痉挛，阻滞气体交换，引起严重缺氧、高碳酸血症和代谢性酸中毒。根据发病机制，淹溺可分为干性淹溺和湿性淹溺两类。

1. 干性淹溺　干性淹溺占溺水者的10%。溺水后，患者因惊慌、恐惧或骤然寒冷刺激等而引起喉头痉挛，导致窒息和或反射性心搏骤停而死亡，而呼吸道和肺泡很少或无水吸入。

2. 湿性淹溺　湿性淹溺占溺水者的90%。湿性淹溺是指人淹没于水中，由于缺氧不能继续屏气而被迫深呼吸，大量的水随着吸气进入呼吸道和肺泡，造成阻塞，引起严重缺氧、高碳酸血症和代谢性酸中毒，数秒后人神志丧失，呼吸停止，心脏因缺氧而发生心搏骤停。根据发生水域不同，分为淡水淹溺和海水淹溺，其病理生理过程也有所不同，列于表8-1。

表8-1　海水淹溺与淡水淹溺病理生理特点比较

	海水淹溺	淡水淹溺
血液总量	减少	增加
血液性状	浓缩显著	稀释显著
红细胞损害	很少	大量
血浆电解质	钠、镁、钙、氯离子增加	钾离子增加
心室颤动	极少发生	常见
主要致死原因	肺水肿、脑水肿、心力衰竭	肺水肿、脑水肿、心力衰竭、心室颤动

（1）淡水淹溺：淡水是指江、河及湖泊水，含极少量电解质，属于低渗性液体。当低渗性液体吸入呼吸道进入肺泡后，迅速经肺毛细血管进入血液循环，使血容量急剧增加，可引起肺水肿和心力衰竭；低渗性液体还可使血液稀释，渗透压下降，红细胞肿胀、破裂，发生溶血，大量钾离子和血红蛋白被释放至血浆中，引起高钾血症和高血红蛋白血症。高钾血症可使心室颤动，过量的血红蛋白尿堵塞肾小管导致急性肾衰竭；血液循环稀释后可表现出低氯、低钠血症。

（2）海水淹溺：海水中含有3.5%氯化钠和大量的钙盐、镁盐，为高渗性液体。当海水吸入肺泡后，其高渗透压使肺毛细血管内的水分大量渗入肺泡，血液浓缩、血容量降低、肺泡上皮细胞和肺毛细血管内皮细胞的化学作用，引起急性肺水肿，出现高钠血症、高氯血症、高钙血症、高镁血症和低蛋白血症。高钙血症可导致心律失常或心脏传导阻滞，甚至心脏停搏。高镁血症可抑制中枢和周围神经，导致血管扩张和血压降低。

二、病情评估

（一）淹溺史

应向知情者详细了解淹溺发生的时间、地点、水源性质，患者既往有无癫痫、精神疾病、糖尿病等慢性病，以利于指导现场急救，提高抢救成功率。

（二）临床表现

溺水者多数表现为神志丧失、呼吸停止和大动脉搏动消失，处于临床死亡状态。若溺水者被救出后尚有大动脉搏动,称为近乎淹溺,其病情轻重取决于溺水时间长短、吸入水量的多少、吸入水的性质及器官损害的范围。

1. 轻症　神志清楚,呼吸、心搏存在,面色苍白,口唇青紫,恐惧,可有头痛、胸痛、咳嗽及视觉障碍。

2. 重症　口鼻充满泡沫、污物或外溢血性泡沫,眼球结膜充血,颜面肿胀,皮肤苍白,四肢厥冷,寒战,脉搏细弱,呼吸表浅或不规则,可有剧烈咳嗽,咳粉红色泡沫样痰,上腹部膨隆。肺部可闻及干、湿啰音。

3. 危重症　溺水者出现意识丧失,或伴有抽搐、呼吸停止、心脏停搏。

（三）辅助检查

1. 血液检查　外周血白细胞计数和中性粒细胞比例增多,红细胞和血红蛋白因血液浓缩或稀释而有所不同。淡水溺水者血钾增高,血钠、血氯下降；海水溺水者血钠、血氯增高,血钾变化不明显,血中尿素增高。

2. 胸部 X 线检查　胸部 X 线检查显示斑片状浸润,有时可出现典型肺水肿征象,如果胸部 X 线片异常加重或肺内阴影持续存在 10 天以上,则提示吸入水后继发细菌性肺炎。

3. 尿液检查　尿液检查可出现蛋白尿、管型尿,发生溶血时可出现血红蛋白尿。

4. 心电图检查　心电图检查可出现不同类型的心律失常或 ST-T 改变。

三、紧急救护

（一）救护原则

（1）立即将溺水者从水中救出。

（2）清理呼吸道,保持呼吸道通畅。

（3）迅速判断患者有无心搏、呼吸停止,立即实施心肺复苏。

（4）对症处理,病情稳定后,安全护送患者入院。

（二）救护措施

1. 水中救护

（1）自救：溺水后要尽量保持镇静,不要将手上举或挣扎,否则会下沉得更快。在呼救的同时取仰卧位,头部向后,使鼻部露出水面,呼气要浅,吸气要深（吸气时,人体比重降到0.967,比水略轻,可浮出水面；呼气时人体比重为 1.057,比水略重）,争取能较长时间浮于水面,等待救援。

会游泳者若因腿部肌肉痉挛而引起溺水,应尽快呼救,同时可划动双手,将头露出水面,深吸气后,弯腰将痉挛下肢的蹞趾用力往前上方拉,直至疼痛消失,痉挛停止,反复按摩痉挛疼痛部位,好转后,立即游向岸边。

（2）他救：发现有人溺水时,救护人员应立即高声呼救,同时脱去外衣和鞋靴,最好携带救生圈、球或木板等迅速游到溺水者后方。徒手救护时,可用一手从背后抱住溺水者的头颈,另一手抓住溺水者手臂,采用仰泳方式将其拖到岸边。救护时,应防止被溺水者紧紧抱住,如已被抱住,应松手下沉,先与溺水者脱离,然后再救。

如救护人员不会游泳或游泳技术不熟练,可在呼救的同时设法投下救生圈、木板、长绳或长杆等,让溺水者抓住,再拖其上岸。

2. 岸边救护

（1）保持呼吸道通畅：将溺水者从水中救出后,立即清除其口鼻中的杂草、泥污及呕吐物等。解开衣扣、领口及腰带等,但应注意保暖,必要时用手帕裹着手指将溺水者舌拉出口外,以保持呼吸道通畅。

（2）倒水处理：采用头低体位将溺水者肺内及胃内积水排出，其方法如下。①抱腹法：救护人员从溺水者背后双手抱住其腰腹部，使溺水者背部在上，头胸部下垂，摇晃溺水者，以利于倒水（图8-1）。②膝顶法：救护人员取半蹲位，一腿跪地，另一腿屈膝，将溺水者腹部横置于救护人员屈膝的大腿上，使其头部下垂，并用手按压其背部，进行倒水（图8-2）。③肩顶法：救护人员抱住溺水者的双腿，将其腹部放在救护人员的肩部，使其头胸下垂，救护人员快速奔跑，使积水倒出（图8-3）。倒水时，注意使溺水者头、胸部保持下垂，以利于积水倒出。如果溺水者呼吸或心搏已经停止，应先进行心肺复苏，切忌过分强调倒水而延误病情，失去抢救时机。

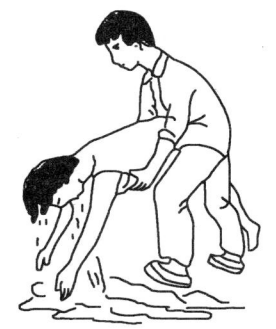
图8-1 抱腹法

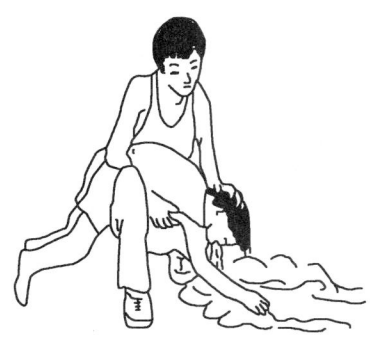
图8-2 膝顶法

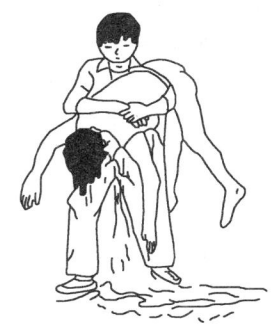
图8-3 肩顶法

（3）现场心肺复苏：是溺水救护中最重要的措施。对心搏、呼吸停止者，应立即实施现场心肺复苏。有条件者现场给予吸氧、输液等处理后再转运。在转运和搬运过程中，应始终保持溺水者呼吸道通畅，保证吸氧、输液通畅，密切监测病情变化，送达医院时，认真向接诊医护人员交班。

3. 院内救护　轻症溺水者神志清楚，无缺氧，胸部X线检查正常，留院观察，做一般处理。对于重症溺水者，迅速将其安置于抢救室中，换下湿衣裤，注意保暖。必要时可给予热疗，以促进复温。

（1）维持呼吸功能：保持呼吸道通畅是维持呼吸功能的前提。及时、安全地清除溺水者呼吸道内的分泌物。对有自主呼吸者，可给予高流量吸氧。对无自主呼吸者，应行气管插管或气管切开，人工机械辅助呼吸，同时给予呼吸兴奋药、肾上腺素等。

（2）维持循环功能：密切监测患者血流动力学的变化，如心电、血压、脉搏、中心静脉压、动脉压。如心室颤动未恢复，立即电除颤或药物除颤。

（3）监测病情变化：密切观察溺水者体温、脉搏、呼吸、血压的变化，观察意识、瞳孔对光反射是否存在。

（4）对症治疗：①纠正低血容量：海水溺水者，静脉滴注5%葡萄糖溶液或低分子右旋糖酐，以稀释被浓缩的血液和增加血容量，切忌输入生理盐水；淡水溺水者，静脉滴注3%氯化钠溶液500 ml或输入全血或红细胞，以纠正血液稀释和阻止红细胞溶解。②防治脑水肿：可静脉滴注地塞米松和脱水药，连续2～3天，使用冰帽头部降温。③防治肺水肿：加压给氧，用20%～30%乙醇湿化，以促进塌陷的肺泡复张，改善气体交换，纠正缺氧，减轻肺水肿。并可酌情选用强心药、利尿药等药物，以减轻肺水肿。④防治肺部感染：由于淹溺时泥沙、杂物、呕吐物、水草等异物被吸入呼吸道，溺水者容易发生肺部感染，应给予适当抗生素预防或治疗。⑤纠正水、电解质代谢紊乱和酸碱失衡：监测患者24小时出入量、血气及电解质情况，以指导治疗，保持水、电解质平衡。根据患者病情酌情补充碳酸氢钠，以纠正代谢性酸中毒。

四、护理措施

(一)病情观察

(1)严密观察患者的神志及瞳孔变化,注意呼吸的频率、节律、深浅度的改变,判断有无呼吸困难及程度等。观察有无咳痰,痰液的颜色、性状,听诊肺部有无啰音,监测心率及心律情况,测量血压和脉搏。

(2)注意监测尿的颜色、量、性状,准确记录尿量。

(二)输液护理

对海水溺水者出现血液浓缩症状的,应及时输入5%葡萄糖溶液和血浆等,切忌输入生理盐水。对淡水溺水者,应严格控制输液速度,由小剂量、低速度开始,避免短时间内大量液体输入,加重血液稀释程度。

(三)复温护理

低温是溺水者死亡的常见原因,在冷水(水温<20℃)中淹溺超过1小时,复苏很难成功。因此,复温对患者的预后非常重要。及时脱去湿衣裤,盖上毛毯,将溺水者置于温暖环境,必要时可使用热水袋、热辐射等加热装置进行体外复温,有条件时可采用体内复温法,如加温加湿给氧、加温静脉输液(43℃)等方法。复温要求稳定、安全、速度不能过快,还要防止烫伤。

(四)心理护理

溺水者常伴有紧张、恐惧的心理,应积极做好心理护理,稳定患者的情绪,使其积极配合治疗。对于自杀淹溺的患者,应尊重其隐私权,耐心做好劝说和疏导工作,注意引导其正确对待人生、事业、他人,使患者对今后的生活充满信心。同时做好患者家属的思想工作,使患者消除自杀念头。

五、健康指导

(1)通过多种途径(主题活动、大众媒体等),开展多层面的健康教育培训和宣传活动,向群众宣传溺水的危害,使其认识溺水的危险因素,提高防范意识,减少危险行为。

(2)小儿游泳时需有成人在场看护,心脑血管病患者、癫痫患者、饮酒后或服用镇静药后避免游泳。

(3)危险场所应设置明显的警示牌;公共游泳场必须设置深水、浅水的醒目标志,天然游泳场还应除去杂草、淤泥等;游泳场应有救生员,配备救生设备;水下作业人员应严格遵守水下操作规程。

(4)加强游泳安全知识教育,游泳前做好准备活动,避免腓肠肌痉挛;指导游泳者学会水中自救和互救技巧;出现呼吸、心搏骤停时,实施口对口人工呼吸及胸外心脏按压等。

知识链接

世界预防溺水日

第七十五届联合国大会于2021年4月28日通过决议,将每年的7月25日设为"世界预防溺水日",旨在提醒全球人民增强预防溺水安全意识,严防溺水事故发生。世界卫生组织最新数据显示,全球每年因溺水死亡的人数约为23.5万,其中少年儿童溺水死亡人数占总溺水死亡人数的一半以上,溺水也成为我国儿童意外伤害致死事故的"头号杀手"。因此,要教育孩子做到"六不一会一远离",即不私自游泳戏水,不擅自与他人结伴游泳戏水，不在无家长或老师带领的情况下游泳戏水；不到不熟悉的水域游泳戏水，不到无安全设施、无救护人员的水域游泳戏水，同伴遇到危险不擅自下水施救，学会基本的自护、自救和报警方法，日常生活远离危险水域。家长要做到对孩子的"四知"，即知去向、知同伴、知归时、知内容。

第三节 电击伤

案例导入 8-3

患者，女性，30岁，牧民。在野外放牧时患者突遭雷击，昏迷倒地，约2小时后转醒，后被送入医院救治。体格检查：面、颈、胸、双下肢、臀部、会阴见约20%电击伤创面，其中会阴部创面深达肌层以下，肛门括约肌坏死，阴阜、大阴唇、小阴唇、阴道前部、尿道口呈灰白色，触觉、痛觉消失，肛周开裂，可见深臀肌呈熟肉样改变。左大腿内侧、双侧腹股沟、左下肢后外侧、右大腿后外侧等处创面可见焦痂，触觉、痛觉消失。面、颈、胸部见约6%烧伤创面，呈电弧烧伤样改变，表皮呈焦褐色，无渗出，但皮肤弹性存在，触痛敏锐。

问题与思考：
1. 该患者发生了什么情况？处理原则是什么？
2. 对该患者的护理内容是什么？

电击伤（electric injury）又称触电，是指一定强度的电流或电能量（静电）通过人体，造成机体组织不同程度损伤或器官功能障碍，严重者可发生呼吸和心搏骤停。电击包括三种类型：低压电（≤380 V）电击、高压电（≥1000 V）电击、超高压电（或雷电，电压10 000万V、电流30万A）电击。致伤同时可能伴有电火花、电弧等高温及其引燃衣服导致火焰烧伤，故又称电烧伤。

一、病因与发病机制

（一）病因

1. **意外事故** 地震、火灾、水灾、风暴等造成电线断裂，家用电器使用过程中漏电，闪电、雷击时在山坡上或树下避雨或使用铁柄伞等。
2. **违反安全用电规程** 缺乏安全用电常识，违反操作规程，如在电线上挂晒衣物、违章处理带电电器、用湿手接触电器。
3. **用电线路、设备未及时检修** 电线老化、破损，电器漏电，各种原因使电器的绝缘性能降低等。
4. **救护知识缺乏** 抢救触电者时抢救者直接用手去拉触电者，从而使抢救者触电。
5. **医源性触电** 如使用起搏器、心导管监护、内镜检查治疗时，如果仪器漏电，微电流直接流过心脏可导致触电。

（二）发病机制

电流对人体的伤害包括电流本身及电流转化为电能后的热和光效应。电流本身对机体的作用：一是引起心室颤动、心脏停搏，此为常见的低压电电击死亡原因，也是生活中最多见的；二是对延髓呼吸中枢损害，抑制、麻痹呼吸中枢，导致呼吸停止，常为高压电电击死亡的主要原因。电流转换为热和光效应时，对人体的影响则表现为高压电流造成人体电烧伤。高压电可使局部组织温度升高至 2000～4000 ℃。闪电为直流电，电压为 300 万～20 000 万 V，电流在 2000～3000 A，闪电一瞬间的温度极高，可引起局部灼伤甚至"炭化"。触电时，触电者从高空坠落还可造成骨折、各种内脏损伤等，使后果更为严重。电流对人体的伤害和引起的病理改变极为复杂，但主要的发病机制是组织缺氧。

电击伤对人体造成的损害程度与电流类型、电流频率、电流强度、持续时间、电压大小及流经人体的途径有关。

1. 电流类型　电流分为交流电和直流电两种，人体对它们的耐受程度各异。交流电较直流电危险，低频交流电对人体的危害比高频交流电危害要大。如家用交流电 50～60 Hz、155 V 即可引起死亡；而直流电 300 V 以下则很少引起死亡。当电压过高时，直流电更危险，因其可致使肌肉强直性收缩，导致心搏骤停。

2. 电流强度　电压越高，流经人体的电流量越大，持续时间越长，对人体造成的损害就越严重。电流损伤的热效应与电流强度成正比。一般来说，1～2 mA 的电流仅有轻微的麻木感；15～20 mA 的电流可使肌肉出现强直性收缩，人体容易摆脱；20～25 mA 的电流一方面可使手的屈肌发生收缩，不能摆脱电源而造成手烧伤，另一方面可使呼吸肌收缩发生呼吸困难；50 mA 以上的电流能引起心室颤动或心搏骤停，还可引起呼吸肌痉挛而导致呼吸停止；100 mA 以上的电流通过脑组织，可造成意识丧失。

3. 电压高低　电压越高，产生电流就越大，对人体的损害也越重。人体通过 10 mA 以上的电流就会有危险。直流电电压在 380 V 以下极少引起伤亡事故；而交流电电压在 65 V 以上即会造成触电危险。一般情况下，12 V、24 V、36 V 是安全电压的三个级别。

4. 电阻大小　电阻越小，通过的电流越大，对人体的损害就越严重。身体不同部位由于水和电解质含量不同，电阻大小也不相同。电阻由小到大的组织为骨骼、脂肪、肌腱、皮肤、内脏、肌肉、血管及神经。

5. 电流通过人体的途径　电流通过人体的途径不同，对组织器官的损害危险程度也不同。电流通过中枢神经系统，会引起中枢神经系统功能严重失调甚至死亡。电流通过脊髓，会损害脊髓功能，甚至引起截瘫。电流通过心脏，会引起心律失常，甚至心搏骤停。因此，触电时电流经过心脏、脑干或脊髓者，可导致严重后果。如电流从一足进入，由另一足流出，则危害性较小。

知识链接

触电方式

1. 单向触电　这是最常见的一种触电方式，是指当人体接触一根电线，电流经触电处通过身体（足）到地面或其他接地物体，形成回流。

2. 两相触电　人体的两处同时与两根电线接触时，电流由电位高的一根导线通过人体流至电位低的一根导线而贯通全身。这种触电方式最危险，因为施加于人体的电压为全部工作电压，即线电压。

3. 跨步电压触电　由不可预测原因导致高压电线断落，电流在距离接地点 20 m 以内的地面形成电压差，当人体接近落地点时，两足间形成电压差，称为跨步电压。此时，电流从靠近接地点的一足流向远离接触点的一足，使人触电，若电流流经心脏，可造成伤亡。

4. 弧光触电　人体过于接近高压电网时，虽然未直接接触，但高压可击穿电体与人体间的绝缘空气，产生电弧，将人体烧伤，严重时可致死。

6. 接触电流的时间　电流对人体的损害程度与接触电流的时间成正比。

二、病情评估

（一）触电史

向触电者或陪同人员详细了解触电的经过，包括时间、地点、电源情况等，以指导救治，注意检查患者触电受伤情况。

（二）临床表现

1. 全身症状

（1）轻型：常因瞬间接触电流弱、电压低的电源而引起。患者表现为精神紧张、面色苍白、表情呆滞、呼吸及心搏增快，甚至可发生短暂意识丧失或晕厥。一般很快可恢复，恢复后可有肌肉疼痛、疲乏、头痛及神经兴奋症状。体检无阳性体征，可有不同程度的心律失常，如期间收缩、阵发性心动过速，需密切监测心电变化。

（2）重型：多发生于接触高压电、电阻小、电流强度大的电源，或触电后未能及时脱离电源，遭受电损害时间较长的患者。患者表现为恐惧、惊慌、心悸和呼吸频率增快，甚至出现昏迷、肌肉抽搐、血压下降、皮肤青紫、呼吸不规则或停止，重度心律失常，很快导致心脏停搏。若不及时脱离电源立即抢救，患者大多死亡。体格检查有呼吸改变和心脏听诊异常。

2. 局部表现　主要表现为电流通过的皮肤出现电烧伤。烧伤程度与电压高低密切相关。常有入口和出口两个伤口，皮肤入口灼伤比出口处严重。

（1）低压电电击伤：多局限于电流出入口部位，伤口面积小，直径一般为0.5～2 cm，呈圆形或椭圆形，烧伤部位边缘整齐，与健康皮肤分界清楚，多无疼痛，呈灰白色或焦黄色干燥创面，偶可见水疱，一般不损伤内脏，截肢率低。

（2）高压电电击伤：伤口面积较大，伤口较深，可深达肌肉、骨骼等，有"口小底大、外浅内深"的特征。伤口处可有大片结痂、组织坏死，以后脱落、感染、渗出，愈合缓慢，形成较大溃疡。电流可造成血管壁的变性、坏死或血管栓塞，从而引发继发性出血或组织继发性坏死，致残率很高。

3. 并发症和后遗症　电击后24～48小时常出现严重室性心律失常、神经源性肺水肿、胃肠道出血、弥散性血管内凝血、继发感染等。若电击后从高处坠落，还可导致骨折、颅脑、胸部、腹部等外伤。大概有半数电击者可有单侧或双侧鼓膜破裂，也有精神失常、永久性耳聋、多发性神经病变等。妊娠期妇女电击后常发生死胎或流产。

（三）辅助检查

1. 临床生化检查　早期可有血清肌酸磷酸激酶（CPK）、肌酸激酶同工酶（CK-MB）、乳酸脱氢酶（LDH）、谷氨酸转氨酶（GOT）的活性增高，24～48小时达高峰，以后逐渐下降至正常。

2. 尿液检查　尿液中可见血红蛋白或肌红蛋白。

3. 心电图检查　心电图检查可有多种改变，如心肌损害、心室颤动、传导阻滞，或房性、室性期前收缩，甚至出现心室颤动及心脏停搏。

三、紧急救护

（一）救护原则

迅速切断电源，立即脱离危险区域。如出现心搏骤停，立即实行心肺脑复苏，检查伤情并对症治疗，处理外伤和并发症。拯救生命优于保全肢体，维持功能优于恢复结构。

（二）救护措施

1. 迅速脱离电源　根据触电现场情况，采用最安全、最迅速的方法使触电者脱离电场。常用方法如下。

（1）关闭电闸、电源开关：这是最简单、安全而有效的措施。迅速关闭电源或拔掉插座，并尽可能将保险盒打开、总电闸扳下。同时派专人守护总电闸，以防止忙乱中不知情者重新合上电闸，造成进一步伤害。

（2）挑开电线：用干燥木棒、竹竿等绝缘物品挑开触及触电者的电线。注意将挑开的电线妥当放置，避免再次引起触电。

（3）斩断电线：若抢救者不能接近触电者，不便将电线挑开时，可用绝缘钳子、干燥的木柄刀、斧或锄头等斩断电线，使电流中断，并妥善处理电线断端。

（4）拉开触电者：当触电者卧在电线或漏电的电器上，上述方法都不能使用时，可用干木棒将触电者拨离触电处或用干燥绝缘的绳索套在触电者身上，将其拉离电源；也可用干燥的绝缘棉衣、棉被将触电者拉开（图8-4）。

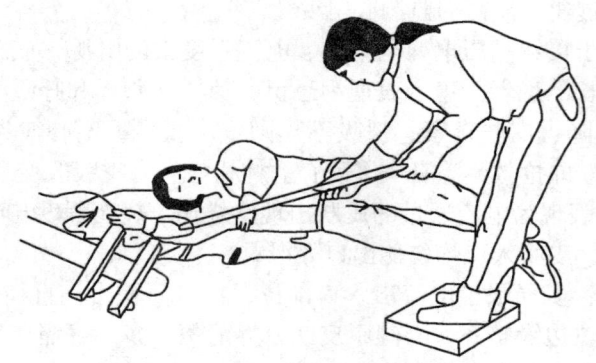

图 8-4 拉开触电者的方法

2. 迅速进行心肺复苏　轻型触电者，神志清醒，仅感四肢发麻、乏力、心悸等，应就地休息1～2小时，并监测病情变化，一般恢复较好。重型触电者，若有呼吸、心搏骤停，脱离电源后应立即实施心肺复苏，并及时呼救，有条件者给予吸氧、输液，必要时行气管插管或气管切开，同时头部放置冰袋降温。

3. 转运及护理　严重者经初步处理后应迅速送至医院，转运途中需注意保持呼吸道通畅，有条件者保证输氧、输液持续通畅，有较大烧伤创面者，注意保护，最好用无菌敷料保护好创面待进一步处理，禁涂抹任何油膏或药物。合并骨折者，按外伤骨折的要求处理。若电流伤害到触电者脊髓，应注意保持脊椎固定，不能随意搬动触电者，防止脊髓再次受损。

现场抢救过程中要注意：①避免给触电者造成其他伤害。如果触电者在高处触电，应采取适当的安全措施，防止脱离电源后患者从高处坠落造成骨折、创伤甚至死亡。②抢救者必须注意自身安全，严格保持自己与触电者之间的绝缘，未切断电源前不能用手牵拉触电者，做好绝缘保护，可在足下垫干燥木块或厚塑料块等。

4. 院内救护

（1）维持呼吸功能：及时清除呼吸道分泌物，保持呼吸道通畅，给予高流量氧气吸入。重症患者必要时行气管插管或气管切开，给予呼吸机进行机械通气。

（2）维持循环功能：由于电击伤可直接引起组织损伤及缺氧等，均可引起心肌损害和发生心律失常。应进行心电监护，发现心律失常应及时进行抗心律失常药物治疗或电复律治疗，恢复心脏节律，增强心脏张力，维持有效循环。

（3）维持中枢神经系统功能：在心肺复苏的同时，可应用冰帽、冰袋降温，降低脑代谢，减轻脑水肿。并静脉滴注20%甘露醇、呋塞米、糖皮质激素以减轻脑水肿，应用ATP、辅酶A、细胞色素C等促进脑细胞代谢，维护脑细胞功能。

（4）维持水、电解质平衡：注意监测患者液体出入量、电解质、血气情况，纠正水、电解质代谢紊乱及酸碱失衡，可给予5%碳酸氢钠溶液静脉滴注。

（5）创面处理：局部电烧伤的处理与烧伤处理相同。对创面彻底消毒后用无菌敷料包扎。局部坏死组织如与周围健康组织分界清楚，应在伤后3～6天及时切除焦痂。如病变较深，可行筋膜松解术或截肢。

（6）预防破伤风和厌氧菌感染：电击较深，组织损伤、坏死严重，易并发感染，除一般性化脓性感染外，还易发生气性坏疽及破伤风。可给予大剂量青霉素7～10天防治感染，直至坏死组织被彻底清除。注射破伤风抗毒素预防破伤风。

四、护理措施

（一）密切观察病情变化

1. 观察生命体征及神志　密切观察患者的神志、瞳孔、体温、脉搏、呼吸及血压变化。对清醒者，给予心理安慰，消除其恐惧心理，注意患者出现电击后精神兴奋状态，应强迫患者休息。对神志不清者，应防止坠床。

2. 循环功能监测　进行心电监护，注意观察心率和心律的变化，及时治疗心律失常。

3. 肾功能监测　严密观察尿液的量（尿量应维持在40 ml/h以上）、颜色、密度、性状的变化。对严重肾功能损害或脑水肿使用利尿药或脱水药者，准确记录24小时液体出入量。

4. 严密观察患肢情况　包括患肢有无水肿、肢体末梢循环、皮肤颜色、温度等。

（二）加强基础护理

保持床单位清洁、干燥，病情严重者做好口腔和皮肤护理，防止口腔炎症和压疮的发生。保持伤口敷料清洁、干燥，防止脱落。每日补充足量的蔬菜和水果，保持排便通畅。适当加强肢体活动，改善局部血液循环。

（三）合并伤护理

因患者触电后从高空跌下或触电后弹离电源，常伴有颅脑损伤、气胸、血胸、内脏破裂、四肢骨折等，应及时配合医师做好抢救。

（四）心理护理

患者清醒后，可因受到极大刺激而留下遗忘症、惊恐等精神症状，并可出现白内障或视神经萎缩，甚至可能致残。针对患者的具体情况，护士要给予患者精心的心理护理，培养患者的自理能力，同时做好营养支持，不仅使患者保持良好的心理状态，而且使受到严重损伤的机体得以重新康复。

五、健康指导

1. 普及安全用电知识　使用各种电气设备时，应严格遵守操作规程，定期检查与维护。严格安全生产用电的管理，遵守用电操作规程，采取保护防范措施。

2. 学会用电自我保护　遇到火灾等意外事故时，先切断电源。安装避雷针或防雷设施，并定期检测。

3. 加强安全宣传教育　特别是对于儿童的教育，如禁止在供电线路周围放风筝、在家中禁止玩弄电源插座、不要在高压设备周围玩耍。雷雨天气避免外出，并切断电源和外接天线。若在室外，不可在大树、高压线下躲雨或使用金属柄伞在旷野中行走，以防被雷电击伤。

第四节 气管异物

案例导入 8-4

患儿,男性,6岁,与小朋友一起吃花生米,边吃边玩闹,突然手部紧握喉咙,出现咳嗽、气急、面色潮红、口唇发绀,家属立即将其送入医院。到达医院时患儿已昏迷。

问题与思考:
1. 该患儿发生了什么情况?
2. 家属该如何对患儿进行现场急救处理?

气管异物是耳鼻喉科常见急症之一,多见于5岁以下儿童,偶见于成人。气管异物可导致气道受阻或气道肌肉痉挛,如诊疗不及时,轻者造成气管、支气管、肺部损害,严重者因窒息死亡。

一、病因与发病机制

(一)病因

婴幼儿多有进食时哭笑、逗玩、惊吓等情况,因小儿咳嗽反射及喉防御反射功能不健全,异物易吸入气道。成人大多发生在进餐时,因进食急促,进食伴有大笑或讲话,或同时饮酒导致咽喉部肌肉松弛,大块食物(肉块、豆类、骨头、鱼刺等)滑入气道。全身麻醉或昏迷患者可因咽反射消失,易造成呕吐物或松动的牙齿被吸入气道。常见的异物有花生米、瓜子、玉米粒、果冻等食品,或纽扣、硬币、小玩具等。

(二)发病机制

异物堵塞气管后,引起通气和换气功能障碍,严重者可因缺氧而导致呼吸、心搏骤停。

二、病情评估

(一)健康史
简单询问病史,初步确定异物的种类、大小及发生气道阻塞的原因。

(二)身体状况
主要表现为剧烈呛咳、吸气性呼吸困难及发绀等。

1. 气道不完全阻塞

(1)特殊体征:"V"型手势。异物吸入气道,患者感到极度不适,常不由自主地以一手呈"V"字状紧贴于颈前喉部,苦不堪言,此即异物梗阻征象(图8-5)。

(2)患者可有咳嗽无力或剧烈刺激性咳嗽,喘气。

(3)面色青紫、发绀,呼吸困难,张口吸气时可听见异物冲击性的高调哮鸣音。

2. 气道完全阻塞 较大异物堵住喉部、气道处,患者"V"型手势,面色灰暗、青紫,不能讲话,不能咳嗽,不能呼吸,昏迷倒地,窒息,很快呼吸停止。

(三)辅助检查

1. X线检查 气管异物X线检查多无阳性体征,支气管异物常有纵隔摆动、膈肌升高、透光度降低、肋间隙变窄或增宽等表现。

2. 支气管镜检查 下述情况应做该项检查,以便明确诊断。

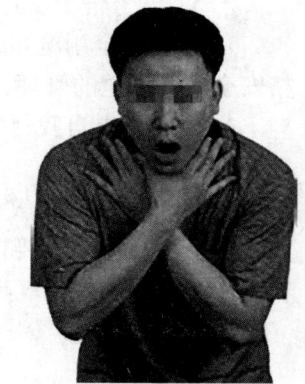

图8-5 异物梗阻征象

（1）有异物吸入史，但缺乏体征和 X 线典型表现。
（2）否认异物史，但有典型一侧支气管阻塞的临床及 X 线表现。
（3）有反复发作、久治不愈、不明原因的一侧肺不张或肺炎病变。

三、紧急救护

（一）海姆利希手法

海姆利希手法是冲击患者腹部及膈肌下软组织，产生向上的压力，压迫两肺下部，从而驱使肺部残留气体形成一股气流，长驱直入气管，将堵塞住气管、咽喉部的异物驱除。

> **知识链接**
>
> **海姆利希手法**
>
> 海姆利希手法（Heimlich maneuver）也称为海姆立克急救法、海氏手技、腹部手拳冲击法，是美国医师海姆利希先生发明的。通过冲击膈肌下方的软组织，利用肺部的残留气体，形成一股气流，直接进入气道，将堵住气管或喉间的异物从口排出，避免缺氧。1974 年，海姆利希首先应用该法成功抢救了一名因食物堵塞了呼吸道而发生窒息的患者，从此该法在全世界被广泛应用，拯救了无数患者，其中包括美国前总统里根、纽约前市长埃德、著名女演员伊丽莎白·泰勒等。因此该法被人们称为"生命的拥抱"。

1. 用于成人的方法

（1）立位腹部冲击法：适用于意识清醒的患者（图 8-6）。①救护人员站在患者的背后，双臂环绕患者腰部，令患者弯腰，头部前倾。②救护人员一手握空心拳，拳眼顶住患者腹部正中线脐上方两横指处。③另一手紧握此拳，快速向内、向上作 4～6 次连续冲击，重复进行，直至异物排出。④患者应配合救护人员，低头张口，以便异物排出。

（2）仰卧位腹部冲击法：适用于意识不清的患者（图 8-7）。①将患者置于仰卧位，头后仰，开放气道，救护人员骑跨在患者髋部两侧。②救护人员用一手的掌根置于患者腹部正中线、脐上方两横指处，不要触及剑突。另一手直接放在第一手的手背上，两手掌根重叠。③利用救护人员身体的重量，快速向内、向上冲击腹部 6～8 次，重复动作。④检查口腔，如有异物被冲出，迅速用手将异物取出，注意避免损伤肝、脾等脏器。⑤检查呼吸、心搏，如无，立即实施心肺复苏。

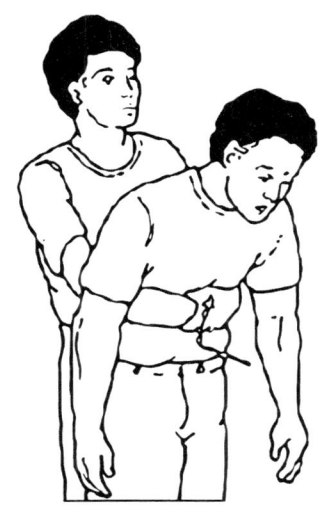

图 8-6 立位腹部冲击法

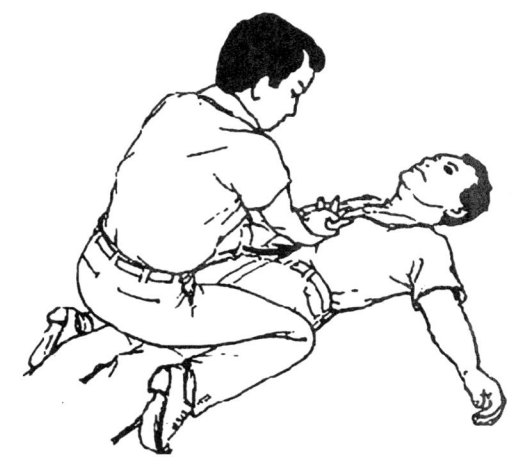

图 8-7 仰卧位腹部冲击法

2. 婴幼儿（1岁以下）救治法

（1）背部叩击法：①救护人员取坐位或跪姿，将婴儿的身体置于救护人员一侧前臂上，同时用手掌将头颈部固定，头部低于躯干；②救护人员用手固定婴儿下颌角，并使婴儿头部轻度后仰，打开气道；③救护人员两前臂将婴儿固定，翻转呈俯卧位；④救护人员用手掌根向内、向上叩击婴儿背部两肩胛骨之间5次（图8-8）。

（2）胸部手指冲击法：救护人员一手支持婴儿的头部和背部，将婴儿取仰卧位，抱持于救护人员手臂弯中，头略低于躯干。另一手中指和示指放在患儿两乳头连线与胸骨正中线交界点下一横指处，快速向上冲击压迫5次，重复冲压，直至异物排出。必要时可与背部叩击法交替使用（图8-9）。

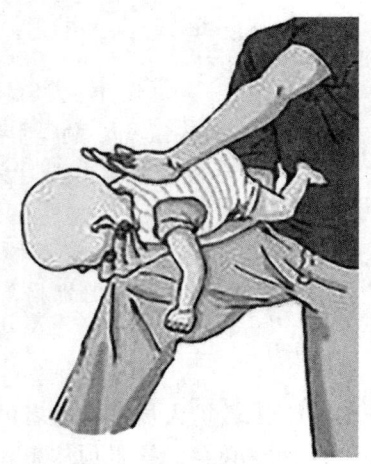

图8-8 背部叩击法

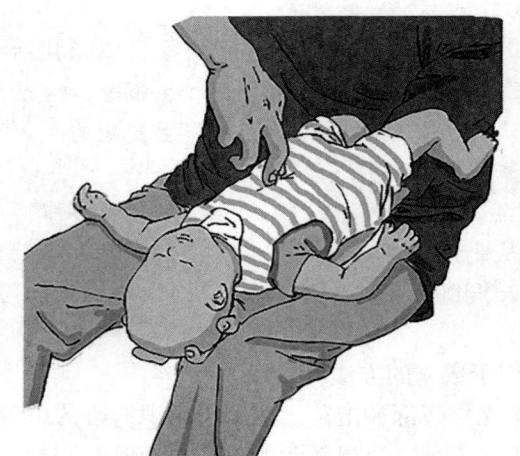

图8-9 胸部手指冲击法

3. 用于自救的方法　本法适用于不完全气道梗阻患者。患者意识清醒，且具有一定的救护知识、技能，并且当时又无他人在场相助，打电话又困难，不能讲话报告情况之下，可采用本法自救。

（1）咳嗽法：当异物仅造成不完全性气道阻塞，患者尚能发声、讲话、有呼吸和咳嗽时，可通过自主咳嗽所产生的高压气流促使异物排出呼吸道。

（2）腹部冲击法：患者一手握空心拳，将拇指侧朝向腹部，放于腹部脐上两横指处，另一手紧握该拳，双手同时快速用力向内、向上作4～6次连续冲击。

（3）椅背腹部冲击法：选择将上腹部压在坚硬物体上，如椅背、桌沿、扶手铁杆，连续向内、向上冲击5次，重复动作，直至异物排出。

（二）胸部手拳冲击法

胸部手拳冲击法适用于不宜采用腹部冲击法的患者，如肥胖者、妊娠期妇女。

1. 立位胸部冲击法　立位胸部冲击法适用于意识清醒的患者。①救护人员站在患者的背后，两臂从患者腋下环绕其胸部；②一手握空心拳，将拳眼置于患者胸骨中部，注意避开肋骨缘及剑突；③另一手紧握此拳向内、向上冲击腹部6～8次，重复动作，直至异物排出。

2. 仰卧位胸部冲击法　仰卧位胸部冲击法适用于意识不清的患者。①将患者置于仰卧体位，头后仰，开放气道，救护人员骑在患者髋部两侧；②用一手的掌根置于患者胸骨柄中下段，另一手直接放在第一手的手背上，两手掌根重叠，利用救护人员身体的重量，快速向上、向内冲击腹部6～8次，重复动作，检查口腔，如有异物被冲出，用手及时清除。

（三）注意事项

（1）尽早尽快识别气道异物梗阻的表现，迅速做出判断。

（2）抢救的同时要及时呼叫"120"求助，或请求他人给予帮助，配合抢救。

（3）如果患者清醒、呼吸道部分阻塞且气体交换良好，救护人员不要做任何处理，应尽量鼓励患者咳嗽，做促使异物排出的任何动作。

（4）实施腹部冲击，定位要准确，不要将手放在胸骨剑突上或肋缘下，冲击动作应独立、有力，注意施力方向，以防胸部或腹内脏器损伤，并注意胃内容物反流导致误吸。

（5）预防气道异物梗阻的发生，如将食物切成小条，缓慢、完全咀嚼，儿童口含食物时不要跑步或玩耍等。

（6）海姆利希手法对老年人可能会带来一定的危害，因其胸腹部组织的弹性及顺应性差，容易导致损伤发生，如腹部或胸腔内脏破裂、撕裂及出血、肋骨骨折，发生呼吸道堵塞时，应首先采用其他方法排除异物，在其他方法无效且患者情况紧急时才能使用该法。

（7）气道异物梗阻的救治方法适用于医务工作者或经过红十字会救护技术培训，具有救护技能的救护人员在现场对伤病员的救护。

四、健康指导

（1）戒除不良的饮食习惯，如一边讲话嬉笑，一边进食饮水。

（2）不要让儿童在进食时走路、玩耍或做其他运动。

（3）不要让幼儿口含小、圆、滑的物品，如硬币、弹球、纽扣。

（4）对有脑血管病或痴呆症及平时容易发生呛咳的老年人，进食时要随时提醒患者细嚼慢咽；对不能自行进食者，一定要把固体食物弄成小块状，喂饭时一定要确认上一口已经完全咽下，才能喂下一口，切不可操之过急。

（5）对于昏迷患者和酒精中毒（醉酒）者，要采取侧卧位，有人陪护，发现情况，及时处理。

（6）肺结核、支气管扩张及肺部肿瘤患者平时要避免剧烈咳嗽，以免胸部血管破裂出血。

自 测 题

一、选择题

1. 热痉挛患者的突出表现是
   A. 腓肠肌痉挛、疼痛 B. 胸大肌痉挛、胸痛 C. 四肢肌无力
   D. 呼吸肌痉挛、腹痛 E. 肠道平滑肌痉挛、腹痛
2. 热衰竭患者的突出表现是
   A. 脑水肿 B. 肺水肿 C. 超高热
   D. 肌肉痉挛 E. 外周循环衰竭
3. 热痉挛患者需要补充的是
   A. 蛋白质 B. 脂肪 C. 糖
   D. 盐 E. 水
4. 热射病的临床特征为
   A. 高热、无汗、意识障碍 B. 高热、无汗、循环障碍
   C. 高热、多汗、意识障碍 D. 颅脑升温，体温不一定升高

E. 颅脑升温，常有骨骼肌痉挛

5. 关于中暑痉挛的描述，不正确的是
   A. 特点为骨骼肌短暂的、间歇性痉挛性疼痛
   B. 以腓肠肌痉挛性疼痛最多见
   C. 可有腹痛表现
   D. 常见于老年人或大量出汗的青壮年
   E. 常伴有明显脱水

6. 重度中暑常用的降温药物是
   A. 柴胡　　　　　　B. 对乙酰氨基酚　　　　C. 阿司匹林
   D. 氯丙嗪　　　　　E. 异丙嗪

7. 抢救热射病患者时，病室适宜的温度是
   A. 5～10 ℃　　　　B. 10～15 ℃　　　　　C. 15～20 ℃
   D. 20～25 ℃　　　　E. 25～30 ℃

8. 体内降温时，可经动脉用 4～10 ℃ 葡萄糖盐水 1000 ml 向心性注入患者体内，所采用的动脉是
   A. 颈总动脉　　　　B. 肱动脉　　　　　　C. 股动脉
   D. 桡动脉　　　　　E. 锁骨下动脉

9. 关于重度中暑患者的护理措施，不正确的是
   A. 观察末梢循环情况
   B. 定时监测腋温
   C. 在大血管走行处放置冰袋
   D. 如患者有呼吸抑制、深昏迷、收缩压下降，应建议医师停用药物降温
   E. 休克患者不宜行冰水浸浴

10. 患者，男性，65 岁，在烈日下行走约 40 分钟后出现头晕、胸闷、恶心。体格检查：意识清楚，肛温 38.5 ℃，呼吸急促，脉搏缓慢有力。以下处理错误的是
    A. 保持呼吸道通畅　　B. 安置于 22 ℃ 空调房间　　C. 吸氧
    D. 头部置冰帽　　　　E. 冰水浸浴

11. 冰水浸浴降温后，肛温回升到多少度以上时，应再行浸浴
    A. 38 ℃　　　　　　B. 38.5 ℃　　　　　　C. 39 ℃
    D. 39.5 ℃　　　　　E. 40 ℃

12. 患者在烈日下进行体力活动 2 小时，大量出汗，口渴，并出现胸闷、心悸、恶心、呕吐等症状，T 38 ℃，P 105 次/分，BP 90/50 mmHg。此时最佳的抢救措施为
    A. 转移至通风、阴凉处
    B. 口服大量清凉饮料
    C. 冰水浸浴
    D. 5% 葡萄糖盐水 500 ml 快速静脉滴注
    E. 5% 碳酸氢钠溶液 200～250 ml 静脉滴注

13. 患者，男性，45 岁，盛夏季节连续 3 天在炼钢炉旁工作，第 3 天下午工作 2 小时感到头痛、头晕，随即出现嗜睡、面色潮红、脉搏细速、气促、皮肤干燥、无汗，被送往医务室，考虑为中暑。为明确诊断，最有价值的体检项目是
    A. 体温＋神经反射　　B. 呼吸＋意识　　　　C. 脉搏＋血压
    D. 尿量＋皮肤色泽　　E. 心率＋心律

14. 抢救急性溺水患者首先应采取的措施是
    A. 胸外心脏按压　　　B. 倒水处理　　　C. 口对口人工呼吸
    D. 保持呼吸道通畅　　E. 给强心利尿药
15. 成人海姆利希手法立位急救法的位置是
    A. 腹中线脐上一横指处　　B. 腹中线脐上两横指处　　C. 腹中线脐上三横指处
    D. 腹中线脐下两横指处　　E. 腹中线脐下一横指处
16. 患者，女性，29岁，即将临产，发生气道异物梗阻，采用海姆利希手法急救时，应采用的方法是
    A. 海姆利希手法（卧位）　B. 海姆利希手法（立位）　C. 胸部按压法
    D. 背部叩击法　　　　　　E. 自我冲击法

二、简答题

1. 淹溺患者常见的倒水方法有哪些？
2. 如何帮助电击伤患者脱离电源？

三、案例分析

1. 患者，男性，37岁，建筑工人。在炎热的夏季工作时，由于长时间暴露在高温下，患者突然感到头晕、恶心、心搏加快，并且体温升高至39.5 ℃。工友们发现他的状况后，立即将他转移到阴凉处，并拨打了急救电话。

请回答：
（1）该患者属于中暑的哪一类型？
（2）常见的物理降温方法包括哪些？

2. 患者，男性，20岁，周末和朋友们聚餐饮酒后去郊外的水库游泳，由于饮酒导致肌肉不协调，不慎溺水。周围目击者发现异常，但因水性不佳，不敢贸然下水救援。

请回答：
（1）目击者不会游泳，怎么将患者从水中救出？
（2）对该患者的护理措施包括哪些？

（王冬晓　苏芳静）

第九章数字资源

第九章 灾难事故的现场救护

> 📖 **学习目标**
> 1. 解释灾难的概念，列举灾难的分类。
> 2. 简述地震、火灾、水灾、矿难和危险化学品事故的脱险与自救方法。
> 3. 能运用地震、火灾、水灾、矿难和危险化学品事故的急救知识进行现场救护。
> 4. 通过本章内容的学习，形成爱岗敬业理念，具备爱国主义精神。

> 📝 **案例导入 9-1**
> 患者，女性，27岁。楼房发生火灾，患者为了逃生从三楼跳下，导致左胫腓骨开放性骨折，伴局部渗血。患者双手、面部等多处擦伤，神志清楚，现被消防员抬至安全地带。患者惊慌失措，觉得自己会残废。
> **问题与思考：**
> 1. 该女子在火灾时的自救方法有何错误？该如何正确自救？
> 2. 如果你是"120"救护人员，在现场对患者可实施哪些救治措施？

第一节 认识灾难

一、灾难的定义与分类

灾难是指任何原因对一个社区或社会功能造成的严重损害，包括人员、物资、经济及环境等的损失和影响，这些影响超过了受灾社区或社会应用本身资源应对的能力。灾害和灾难有明显的界线，灾害是指导致人员伤亡、设施受损、经济损失、卫生状况及环境恶化的事件；灾难则具有破坏程度超出了受灾地区可承受能力的特点。灾害的程度较轻，严重时称为灾难。根据原因，灾难分为自然灾难和人为灾难两大类。自然灾难包括：①地质性灾难，如地震、泥石流、海啸；②气象性灾难，如干旱、洪水、飓风；③生物性灾难，如传染病流行、虫灾。人为灾难包括交通事故、建筑火灾、社会动乱、工矿事故、毒气泄漏等。按发生的顺序，灾难可分为原生灾难、次生灾难和衍生灾难。

二、灾难事故现场救护的特点

1. **紧迫性** 灾难事故发生时，医护人员需要快速响应，尽快进入灾区现场，迅速判断现场伤病员的情况，做出正确的决策，挽救伤病员的生命。

2. **危险及艰苦性** 灾后停水、停电、食物供应不足、药品和医疗设备匮乏，交通、通信不便甚至中断，居住环境和医疗抢救条件差等，给救护人员带来很大的困难，同时灾难可能再次出现，因此救护人员必须具有健康的体魄、娴熟的技术、吃苦耐劳和勇于奉献的人道主义精神。

3. 任务重 因伤病员多（群体性），损伤机制不同，伤情轻重不等，救护人员不足，又缺少医疗设备，救护人员必须在短时间内对伤病员进行病情判断、分类检伤、积极救护、迅速安全转运等。这需要现场救护人员具备良好的沟通能力和团队合作精神，以确保救援工作顺利进行。

4. 救护人员的多元性 灾难的救援涉及现场指挥、组织搜救、通信联络、现场救护等，这需要军队、公安、通信、医疗等多部门共同协作，密切配合解决涉及多个方面的问题，共同完成救援任务。

第二节 常见灾难事故的现场救护

一、地震

地震灾难是一种地质性灾难，指因地震造成的人员伤亡、财产损失、环境和社会功能的破坏。其发生在时间和地域上具有不可预测性，大地震发生瞬间可造成建筑物崩塌、公共设施瘫痪、人民生命财产严重破坏，严重影响人类繁衍生息和社会发展。在地震发生时，及时脱险、震后自救及对伤病员实施有效救治至关重要。

（一）地震的危害特点

1. 突发性 地震发生突然，大多不能准确预测地震发生的时间和地点。

2. 破坏性大 地震持续时间只有十几秒、几十秒，短时间内造成人员伤亡、财产损失、环境和社会功能损害。

3. 社会影响面广 强烈地震发生后，严重影响人们的正常生活和经济活动，对人们的心灵也造成巨大创伤，心理创伤无法短时间愈合。

4. 次生灾害重 地震发生后，会引起一系列次生灾害，如火灾、水灾、海啸、山体滑坡、泥石流、毒气泄漏、疾病流行及放射性污染。城市地区还会造成停电、交通中断、通信网络瘫痪等，直接影响社会安定和人民正常生活。

（二）现场脱险

1. 公共场所避难措施 听从现场工作人员指挥，不要慌乱，不要在门口拥挤，要避开人流，避免被挤到墙壁或栅栏处；就地蹲下或趴在排椅下，注意避开吊灯、电扇、广告牌等悬挂物；用坚硬物体保护头部；地震过后，听从指挥，有序撤离。

2. 学校避难措施 教室内的同学要在老师的指挥下迅速抱头、闭眼、躲在各自的课桌下或课桌旁。在室外或操场时，可原地蹲下，双手保护头部，注意避开高大建筑物或危险物，震后有组织地撤离现场。

3. 汽车内避难措施 如地震发生时车辆正在行驶，应立即减速并躲开电线、路灯、堤坝或高层建筑，停靠在路边。如车辆正在桥上行驶，应迅速驶离桥身，然后停车，系好安全带留在车内。车不要停在桥下或上面会有物品砸在车上的地域。

（三）正确自救

（1）避开身体正上方或侧上方不结实的倒塌物、悬挂物或其他危险物品。

（2）搬开身边可移动的碎砖瓦等杂物，以扩大有限的活动空间。搬不动时不要勉强，防止周围杂物进一步倒塌。

（3）不使用明火，不随便动用室内设施，包括电源、水源等。

（4）设法用砖石、木棍等支撑残垣断壁，以防止余震时再次被埋压。

（5）闻到煤气及有毒异味或灰尘过大时，设法用湿衣物捂住口鼻，减少吸入。

（6）保持心情平静，不要乱叫，用敲击声向外求救，保持体力。

（四）地震伤病员的现场救护

对于地震伤病员的现场急救，时间就是生命。救护人员要尽可能达到"快速反应、有效救治"的目的。遵循"先救命、后治伤、先抢后救、抢中有救"的地震现场救护原则及"先救后找、先救后治、先重后轻、先多后少"的现场救护顺序。特别要注意清除伤病员口鼻中的泥土，保持呼吸道通畅。先救治已发现的伤病员，后寻找可能存活的伤病员；先寻找人口众多的地方，如学校、生活区、居民楼，后寻找人员较少的地方。救出伤病员后，应迅速进行伤情评估，做好检伤及分类，并立即进行紧急救治，具体措施如下。

1. 及时处理呼吸道梗阻和窒息，确保呼吸道通畅 地震伤病员可因掩埋、呛咳等造成呼吸道梗阻和窒息，应立即清除伤病员呼吸道内的异物、分泌物、呕吐物等，可采用背击法、指抠咽喉法或腹部冲击挤压法等方法。舌后坠者，可用舌钳牵出或使用口咽通气管。解开衣领、纽扣和腰带，协助伤病员取半俯卧位或侧卧位，头部转向一侧，以防止呕吐后误吸引起窒息危及生命。严重伤病员需紧急行环甲膜穿刺或气管插管术。

2. 立即止血包扎，建立静脉通道，纠正休克 对创伤性休克的伤病员，应根据不同的致病原因和环境因素采取不同的急救措施。有创伤、出血者应立即止血、包扎、固定、镇静、止痛，条件允许时，应迅速建立静脉通道。失血严重者，应立即输血和使用血管活性药，必要时应用抗休克裤辅助治疗。

3. 早期防止感染治疗 地震灾害中伤病员的伤口暴露、污染严重，易受各种细菌污染，应尽早对伤口进行清创，合理使用抗生素，防止感染。破伤风抗毒素或类毒素也应早期使用，防止破伤风的发生。

4. 合理搬运，快速安全转运 脊柱损伤的患者，应采取三人平托法或滚动法搬运伤病员，同时置伤病员于硬质担架上，取仰卧位，用约束带固定好。可用汽车、火车、轮船或飞机等工具转运伤病员，要求及时、迅速、安全、平稳转运，以挽救伤病员生命，减少后期并发症的发生。

（五）地震现场救护的注意事项

（1）挖掘被埋压人员时应使用支撑物，以防建筑进一步倒塌伤人。

（2）对被埋的幸存者，建立通风孔道，使伤者先暴露头部，清除其口鼻内异物，保持呼吸道通畅，如有窒息，立即进行人工呼吸。

（3）被压者不能自行爬出时，不能生拉硬扯，以免造成进一步损伤。

（4）救助时，注意使伤病员脊柱保持中立位。搬运脊椎损伤者时，应使用门板或硬担架。

（5）挖出被掩埋伤病员后，立即判断其意识、脉搏等，判断伤情，给予相应的处理。

（6）当发现一时无法救出存活者时，应立下标记，等待救援。

（7）遵循救护人员的自我防护原则。学习应对突发灾难的个人防护知识，现场做好自我防护及自救互救，避免二次损伤。熟悉地震发生后可能导致的环境污染、灾难后易引起的传染性疫情、个人防护的分级原则，避免防护不足或防护过度。开展应对灾难的心理防护知识培训，采取合理的应对方式，可以增强心理适应能力，保持身心健康。

知识链接

地震灾害分级

地震灾害分为特别重大、重大、较大、一般四级。

1. 特别重大地震灾害 造成300人以上死亡（含失踪）或者直接经济损失占地震发生地省（区、市）上年国内生产总值1%以上的地震灾害。

2. 重大地震灾害　造成50人以上、300人以下死亡（含失踪）或者造成严重经济损失的地震灾害。

3. 较大地震灾害　造成10人以上、50人以下死亡（含失踪）或者造成较严重经济损失的地震灾害。

4. 一般地震灾害　造成10人以下死亡（含失踪）或者造成一定经济损失的地震灾害。

二、火灾

火灾是平时和战时较常见的灾难之一，是指着火失去控制而造成的生命财产损失等灾难事件。火灾是不受时间、空间限制，发生频率最高的灾害。火灾严重威胁人民生命财产安全，影响经济发展和社会稳定。按照一次火灾事故造成的人员伤亡、受灾户数和财物直接损失金额，依据国务院2007年颁布的《生产安全事故报告和调查处理条例》中规定的生产安全事故等级标准，消防部门将火灾划分为特别重大火灾、重大火灾、较大火灾和一般火灾4个等级。

（一）**火灾的危害特点**

1. 烟气蔓延迅速　火灾发生后，在热对流、热辐射、热传导的作用下蔓延扩大，扩散的火势又会生成大量的高温热烟，给人的逃生和灭火救援带来极大的威胁和困难。

2. 空气污染、视线不良　火灾发生后，由于烟雾、停电等综合作用，人的视线受到极大影响，给人员的逃生和救援带来很大的阻碍。污染的空气中夹带着有毒物质，可能对人体造成污染性伤害。

3. 人员聚集、疏散困难　火灾的突然发生引起人员恐慌，现场混乱、拥挤，给人员的疏散和救援带来了困难。

4. 人员伤亡和经济损失　火灾多发生在人员密集的场所，消防设施不足，建筑消防要求不达标。发生火灾时，人员因缺乏自我逃生训练互相推挤、踩踏，常造成大量人员伤亡和财产损失。

（二）**火灾的救援原则**

火灾的救援包括救人和灭火两个方面，"救人第一"是火灾救援的总原则。救护人员在火灾现场首先评估环境，注意自身安全防护，避免自身伤亡。

1. 医疗救援　烧伤是火灾中常见创伤之一，烧伤现场急救的原则是先去除病因，立即脱离现场，迅速灭火，阻止烧伤面积继续扩大和创面继续加深，防止休克和感染，具体措施如下。

（1）脱离热源：脱去燃烧的衣服，就地翻滚，用水喷洒着火衣服。切勿奔跑，防止火借风势越烧越旺；不得呼叫，防止吸入高热气流或烟雾造成吸入性损伤；不宜用手扑火，以防手部烧伤。

（2）开放气道：检查呼吸道是否通畅，有无呼吸道烧灼伤，清除口腔异物，吸氧，必要时行气管切开。

（3）冷水湿敷：小面积烧烫伤可用冷清水湿敷局部肢体。

（4）包扎、止血、固定：伤口用干净敷料进行包扎，外伤大出血者应当给予止血，骨折应做临时固定。

（5）补液：对严重烧伤患者，要尽快建立2～3条静脉通道，快速有效补液，预防和纠正休克，未建立静脉通道者可口服糖盐水。

（6）镇静、镇痛：对疼痛难忍者应安慰、鼓励，使其情绪稳定，必要时可酌情使用镇静药、镇痛药。

（7）其他急救：中毒、坠落伤、挤压伤等，按相应急救原则急救。

2. 自救和防火演练　加强日常生活和工作中防火意识，提高群众使用防火、灭火工具的技能，防止小火演变成大火和火灾。加强在火灾中逃生和自救知识与技能的宣教、培训及演练。提高应对火灾的能力，火灾发生时可以减少伤亡。

（三）正确自救

（1）发生火灾时，如果火势不大，应奋力将小火控制、扑灭，千万不要惊慌失措，置小火于不顾而酿成大灾。

（2）家用电器着火后应先断电后灭火，用湿地毯或棉被等盖住电器，达到灭火和防爆的双重目的。油类、乙醇等起火，不可用水扑救，可用沙土或浸湿的棉被迅速覆盖。煤气起火，可用湿毛巾盖住火点，迅速切断气源。

（3）正确使用灭火器。

三、水灾

水灾泛指洪水泛滥、暴雨积水等形成特大洪水，导致河流、海洋、湖泊等水位上涨超过常规水位，对人民的生命安全、财产、社会经济、环境造成巨大灾害及不良影响。

（一）水灾的危害特点

1. 对生命安全危害　水灾发生时，淹溺是主要的致死原因，人员被洪水卷走后，泥沙、水草等可引起窒息；在水中长时间浸泡会导致体温迅速下降，严重者诱发凝血障碍及心律失常，导致死亡；建筑物倒塌或重物撞击，使人出现皮肤裂伤、挤压伤、腹腔脏器损伤等，严重者可导致人员死亡。

2. 传染病蔓延　水灾破坏工业区及生活设施，常导致水源污染，引起胃肠道疾病及各种传染病。洪水发生时，老鼠、家畜、爬行动物等迁徙，动物源性传染病增多；水灾过后，人畜尸体、粪便等污染水源，同时灾民因睡眠不足、食物不足、过于劳累、人体抵抗力下降等，导致传染病发病率增高。

（二）水灾现场脱险与自救

1. 迅速转移　洪水到来时，应保持清醒、冷静，远离危险区域，有序撤到高坡或山地，寻找逃生可用的漂浮物。

2. 做好逃生准备　充分利用身边的救生器材逃生，扎制木排、竹排，搜集木盆、木材、大件泡沫塑料等适合漂浮的材料，加工成救生装置以备急需时逃生使用。利用随身携带的一切可用于发送求救信号的物品，如手电筒、哨子、旗帜、鲜艳的床单、沾油破布（用以焚烧），发出求救信号，以争取被营救。

3. 做好互助互救　落水或被洪水围困后，互相照顾和帮助，确保每个人的安全。在洪灾后，可能会出现断水、断电等情况，大家可以共同合作，互相提供帮助和资源。若发现他人落水或被围困，首先要确保自身安全，避免不必要的冒险。勿擅自跳入深水或险区，以免发生危险。采取一些安全措施，如绳索救援或使用救生工具，确保在救援过程中自己不受伤害。

4. 保存体力，防止体温过低　被洪水围困或落水后，应尽可能减少活动，保存自身体力，要求所有的动作必须是自主的、松散的，以减少体力消耗，而不是尽快游离现场。寒冷是人在水中遇到的较大威胁之一，若体温迅速下降，会导致冻僵甚至死亡。在水中，穿衣物比不穿衣物体温下降得要慢，静止比游泳体温下降得要慢。在水中除接近船只、救生人员或其他可抓牢的物体外，一般不要游泳，尽可能减少活动对预防体温过低非常重要。

5. **防止触电** 发现高压线铁塔倾斜或者电线断头下垂时,一定要迅速远离避开,防止直接触电或因地面跨步电压触电而造成伤亡。

6. **预防灾后传染病** 洪水过后,要积极打扫环境卫生,做好各项卫生防疫工作,预防疫病(如伤寒、霍乱、痢疾、流行性出血热、钩端螺旋体病)的流行。

(三)水灾现场救护

特大洪水灾难来势汹涌,灾民常因来不及逃难而落入水中,也可因房屋倒塌、树木山石等造成外伤,需要救护人员依据伤病员的情况,结合周围的环境条件,采取高效的处理措施。

(1)尽快救出溺水者,清除口、鼻、呼吸道异物,畅通气道,松解衣领、腰带,检查伤病员呼吸、心搏情况。如呼吸、心搏停止,立即行心肺复苏。如有心搏、呼吸,采取侧卧位,清理口鼻异物,保持呼吸道通畅。

(2)有外伤者,应进行对症处理,如止血、包扎、固定。

(3)给予干燥的衣物、被褥、热水等,补充体力消耗,进行保暖。

四、矿难

矿难是指在采矿过程中发生的事故,通常造成的伤亡非常大。引发矿难的原因有多种,包括硫化氢等有毒气体泄漏或者甲烷等天然气爆炸、煤炭粉尘爆炸、地震活动、水灾或者机械故障及指挥失误等。

(一)矿难事故的特点

1. **伤亡人数多,伤病员伤势重** 我国矿难主要由冒顶、塌方、爆炸引起,一旦发生巨大的冲击波、反射波、毒气及落石,会引起群体性伤亡。矿难发生时常出现砸伤、挤压伤、坠落伤、中毒等,严重者因瓦斯爆炸引起烧伤,伤病员当场死亡。

2. **影响范围大,救援难度大** 煤矿发生矿难常引起瓦斯爆炸导致塌方,大范围巷道塌方被堵,同时水火、顶板、煤尘等都增加了救援的难度。

3. **救援条件有限** 当矿难发生时,生产系统遭到破坏,新鲜空气无法输送至被困人员,同时大多数矿厂救援设备不足为现场救援增加了难度。

(二)矿难事故的脱险与自救

当井下发生瓦斯、煤尘爆炸事故时,脱险与自救方法如下。

(1)迅速背向空气震动的地方,面向下卧倒,头要尽量低一些,用湿毛巾捂住口鼻,用衣服等盖住身体,使身体的外露部分尽量减少。

(2)迅速藏好自救器,辨清逃生线路方向,沿避灾路线尽快进入新鲜风流中离开灾区。撤离过程中,要由有经验的老矿工领路,假如巷道破坏严重,又不知道撤退路线是否安全,要设法找到永久避难硐室或自己构造临时硐室暂时躲避,安静、耐心地等待外来救护。

(3)积极消除灾害,利用现场条件,在保证自身安全的前提下,采取积极、有效的措施和方法,及时投入现场互救,将事故消灭在初始阶段或控制在最小范围内,最大限度地减少事故造成的损失。

(4)躲避灾难时,每个人都要自觉遵守纪律,听从指挥,并严格控制矿灯的使用。积极主动地照顾、关心受伤人员,时常敲击金属铁管、金属脸盆或对外光照,发出求救信号,派出有经验的老矿工(至少两人同行)出去侦察求救。经过探险确认安全后,可以向井口退出,并在沿途做好信号标记,以便救护队跟踪寻找,如有可能,要寻找电话与外界取得联系,争取外来支援。

(5)如发现烟雾或明火,要立即汇报,请求救援,处于火源进风侧人员,应迎着进风侧撤退;处于火源回风侧人员,如果距离火源较近,且火势不大,应迅速冲过火源撤到进风侧,然后迎风撤退；如果无法冲过火区，则沿回风撤退一段距离，尽快找到捷径绕到新鲜风流中再撤退。

（6）如果巷道已经充满烟雾，不要惊慌失措，要迅速辨认出发生火灾的地点和风流方向，然后俯身摸着铁道或铁管有秩序地外撤。

（7）矿难时，出现电击伤，要迅速脱离（切断）电源，注意现场急救，实施心肺复苏。

（三）矿难事故的现场救护

1. 先看后抢　首先观察，然后评估现场安全，了解受伤情况。

2. 先抢后救　尽快将伤者从危险中抢救出来，并将其转移至安全、通风、平坦的地方进行救治。

3. 先重后轻　优先处理危及生命的伤病员，如心搏骤停、窒息、休克、活动性大出血及气胸患者等，及时采取急救措施，再处理病情一般的伤病员，如四肢骨折、颅骨骨折患者，最后处理其他较轻的伤病员。伤口处理一般先止血，再包扎，后固定。

4. 先救后送　现场所有的伤病员经过急救处理后，尤其是对窒息、心搏及呼吸骤停、大出血、开放性气胸、张力性气胸等伤病员，应先解除窒息，进行心肺复苏，包扎、止血，堵塞胸壁上的伤口和采取穿刺排气减压等急救措施。在伤病员情况允许的条件下，尽快安全、就近、迅速地转运至医院。

五、危险化学品事故

化学品具有易燃、易爆、毒害、腐蚀、放射等危险特性，一旦发生事故，容易造成人员伤亡、财产损失和环境破坏。为减少事故的发生，化工厂及实验室要有应急预案，制定切实可行的危险化学品使用和管理制度并落实。

（一）危险化学品事故的特点

1. 突发性强，扩散迅速　危险化学品泄漏的不确定性和偶然性，决定了化学品事故的突发性。大量有毒有害物质外泄，能在空气中形成有毒气团，造成大面积污染和扩散。

2. 危害范围广，伤害途径多　危险化学品泄漏后，随着空气、河流等迅速扩散，污染空气、水源等。有毒物质可通过皮肤、呼吸、消化等多种途径进入人体造成损害。

3. 救援难度大　突发性的化学灾害事故发生后，可造成大量人员中毒伤亡，且伤情复杂，特别是有火灾及爆炸等造成人员伤害，增加了救援难度。

4. 社会影响大　危险化学品事故发生后，会造成社会局部地区的混乱，引发各种次生灾害，造成人民生命财产的损失，进一步加重事故的严重性。

（二）危险化学品事故的自救与互救

危险化学品事故具有突发性，提高现场人员自救、互救的能力，为减轻事故引起的损失起积极作用。

1. 自救　自救是危险化学品事故现场急救工作最基本、最有效、最广泛的救援形式。自救行为的主体是现场人员，通过自救行为，往往能有效地控制或解决危险化学品事故现场的急救问题。

2. 互救　互救是事故现场的受伤人员相互之间的救护以及他人或企业救护队伍或社会救援力量组织实施的一切救援措施与行动。在发生大的危险化学品事故，特别是灾害性危险化学品事故时，争取他人救助和社会力量的救援相当重要。具有危险化学品事故救援经验的救护机构，如应急救援中心，在危险化学品事故医疗救援中，要充分发挥急救、指导、技术咨询、培训的重要作用，为救援工作的顺利进行做出应有的贡献。

（三）危险化学品事故的救援工作

1. 应急处理　①创建一条安全、有效的绿色抢救通道；②控制危险化学品事故源；③控制污染区：检测界定污染边界，做出明显标志，指示人员和车辆进入，做好周围交通管制；④抢救受伤人员：将受伤人员迅速撤离至安全区进行抢救；⑤检测确定有毒有害化学品的性质和危害程度，掌握毒物扩散情况；⑥组织受污染区居民防护或撤离：指导受污染区居民进行自我防护，必要时组织群众撤离；⑦对受污染区实施洗消，寻找并处理各处的动物尸体，防止腐烂危害环境；⑧做好通信、物资、气象、交通、防护保障等；⑨救护人员应根据毒物情况穿戴相应的防护器材，并严守防护纪律。

2. 医学救援　根据病情、接触情况和毒物性质，迅速将受伤人员撤离事故现场，清除毒物，以阻止毒物对受伤人员的进一步损伤，防止有毒气体吸入体内。

（1）迅速转运，现场救治：现场正确施救对降低死亡率最为重要，应按照现场救治原则实施现场抢救，根据伤情，对受伤人员及时进行鉴别分类，掌握后送指征，使受伤人员在最短的时间内获得必要的治疗。

（2）采取必要的防护措施：危险化学品事故发生后一定要做好一系列的防护工作，救护人员以及伤病员均要采取有效的防护措施，以防受损伤或进一步受伤。注意做好呼吸道防护、皮肤防护、眼防护和食品防护等几方面工作。

（3）对症和支持治疗：化学事故造成的复合伤，在临床上病情发展迅猛，救治困难，死亡率高，综合治疗至关重要。

（4）心理支持：突发的事故给伤病员造成明显的精神创伤，要特别注意公众心理危害程度，并立即采取正确的应对策略。

> **思政园地**
>
> **深井救援奇迹**
>
> 2015年12月25日，山东省某县一石膏矿发生坍塌，4名矿工仍被困井下。事故发生后，党中央、国务院和国家安全生产监督总局对救援工作高度重视，指示"救人第一、生命至上"，迅速成立救援指挥部，科学施救。机械专家、武警和公安、消防干警、医护人员、通信、电力保障人员等现场救护人员克服种种困难，昼夜不停，在寒风中忙碌，发扬不怕苦、不怕累的精神。救护人员集中力量加快打通"五条生命救援通道"，从多个方向搜救被困人员，经过不懈努力，发现了被困的4名矿工并与其取得联系，先后为他们输送水、食物、保暖内衣、照明工具等大量物资。在被困井下36天后，4名矿工被救出，并被第一时间送至医院进一步救治。这是国内大口径钻孔救援成功的首例、世界第三例，创造了矿山事故救援的范例，在矿山救援史上具有里程碑意义。

自　测　题

选择题

1. 当地震发生时，首先要保护的部位是
   A. 头部　　　　　　　　B. 胸部　　　　　　　　C. 双手
   D. 双足　　　　　　　　E. 腹部

2. 地震时被埋压在废墟下面，最佳的求救方法是
   A. 拼命呼唤　　　　　　B. 敲击等候　　　　　　C. 安静等候
   D. 绝望放弃　　　　　　E. 燃烧物品形成烟雾
3. 大震发生后的瞬间，现场脱险最正确的选择是
   A. 乘坐电梯快速到室外
   B. 慌不择路逃到窄巷中
   C. 从三楼跳下快速逃走
   D. 地震时就近躲避，大震后迅速撤离到安全地带
   E. 开车时提高车速，快速驶离地震地带
4. 在火灾现场，以下逃生方法错误的是
   A. 用湿毛巾或手帕捂住口鼻
   B. 用湿毛毯遮盖身体，防止衣物被引燃
   C. 寻找避难场所
   D. 利用疏散通道逃生
   E. 聚集一起向外逃生
5. 洪灾发生时，被困楼房内，以下自救方法错误的是
   A. 立即跳入水中，游泳自行寻找安全地带
   B. 设法向所在建筑物内的高处转移
   C. 扎制漂浮筏等逃生用品备用
   D. 躲在房顶，当发现救护人员时，吹哨或挥动衣物引起救护人员的注意
   E. 在水中除接近船只外，等待救生人员救援

（刘　攀）

主要参考文献

[1] 桂莉，金静芬. 急危重症护理学［M］. 5版. 北京：人民卫生出版社，2022.
[2] 温伟，张新超. 影响成功电除颤的因素研究进展［J］. 中华卫生应急电子杂志，2021，7（1）：42-43.
[3] 魏静静，吴海清，杨涛，等. 机械通气病人多重耐药菌感染危险因素的Meta分析［M］. 循证护理，2023，9（2）：200-206.
[4] 美国心脏协会. 基础生命支持实施人员手册［M］. 杭州：浙江大学出版社，2021.
[5] 佘金文. 急危重症护理学［M］. 3版. 北京：科学出版社，2021.
[6] 高占玲，邓辉，陈远华. 急危重症护理学［M］. 北京：北京大学医学出版社，2019.

中英文专业词汇索引

C
潮气量（tidal volume，TV） 40

D
胆碱酯酶（cholinesterase，CHE） 92
第一目击者（first responder） 10
电除颤（electric defibrillation） 53
电击伤（electric injury） 115
动脉压（arterial blood pressure，ABP） 36
毒蕈碱样症状（muscarinic symptoms） 92

F
肺动脉楔压（pulmonary arterial wedge pressure，PAWP） 38
肺动脉压（pulmonary artery pressure，PAP） 37
肺活量（vital capacity，VC） 40
肺泡通气量（alveolar ventilation） 41
肺血管阻力（pulmonary vascular resistance，PVR） 37

G
功能残气量（functional residual capacity，FRC） 41
冠心病监护治疗病房（coronary care unit，CCU） 2
冠状动脉灌注压（coronary perfusion pressure，CPP） 36

H
海姆利希手法（Heimlich maneuver） 121

J
基础生命支持（basic life support，BLS） 50
急救医疗服务体系（emergency medical service system，EMSS） 2，4
急性呼吸窘迫综合征（acute respiratory distress syndrome，ARDS） 38，79
加强生命支持（advanced life support，ALS） 50

L
颅内压（intracranial pressure，ICP） 43

M
脉搏氧饱和度（pulse oxygen saturation，SpO_2） 41
每搏输出量（stroke volume，SV） 36
每分通气量（minute ventilation，MV） 41
每分钟指令通气（minute mandatory ventilation，MMV） 82
弥散性血管内凝血（disseminated intravascular coagulation，DIC） 108

P
平均动脉压（mean arterial pressure，MAP） 37

Q
气管插管术（endotracheal intubation，ET） 75

R
容积支持通气（volume support ventilation，VSV） 82

S
收缩压（systolic blood pressure，SBP） 36
舒张压（diastolic blood pressure，DBP） 36

T
体外膜肺氧合（extracorporeal membrane oxygenation，ECMO） 42
体循环血管阻力（systemic vascular resistance，SVR） 37
同步间歇指令通气（synchronized intermittent mandatory ventilation，SIMV） 82

W

无创血压(noninvasive blood pressure, NIBP) 35
无效腔通气量(dead space ventilation) 41

X

心肺脑复苏(cardio-pulmonary-cerebral resuscitation, CPCR) 48, 50
心率(heart rate, HR) 35
心排血量(cardiac output, CO) 36, 37
心室颤动(ventricular fibrillation, VF) 49
心脏电复律(cardiac electroversion) 73
心脏电机械分离(cardiac electromechanical dissociation, EMD) 49

Y

压力支持通气(pressure support ventilation, PSV) 82
烟碱样症状(nicotinic symptoms) 92
延续生命支持(prolonged life support, PLS) 50
一氧化碳(carbon monoxide, CO) 98
医院获得性肺炎(hospital-acquired pneumonia, HAP) 81

Z

中心静脉压(central venous pressure, CVP) 35, 37
重症监护病房(intensive care unit, ICU) 2, 31
左心室舒张末压(left ventricular end diastolic pressure, LVEDP) 36